快適！ストーマ生活

日常のお手入れから旅行まで

第2版

松浦信子 がん研有明病院
山田陽子 産業医科大学病院

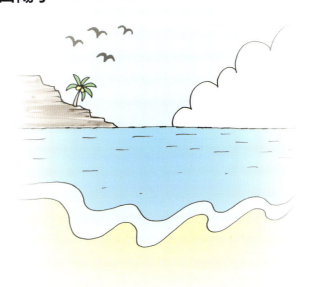

医学書院

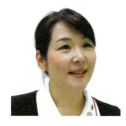

松浦信子（まつうら・のぶこ）

がん研有明病院患者・家族支援センターWOC支援部看護師長・WOCナース。1993年、慈恵第三看護専門学校卒業後、東京慈恵会医科大学附属第三病院入職。グリフィス大学看護学部修了。98年、米国テキサス大付属MDアンダーソンキャンサーセンターにてWOCN（Wound, Ostomy and Continence Nurse）スクール修了。同年、癌研究会附属病院（現がん研有明病院）入職、ストーマリハビリテーション室（現WOC支援室）にてストーマ保有者の療養支援に携わる。04年より現職。「一人でも多くのストーマを持たれる方が、元気と自信を持てる支援を目指して奮闘しています」

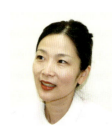

山田陽子（やまだ・ようこ）

産業医科大学病院看護部主任。1993年、産業医科大学医療技術短期大学看護学科を卒業後、同附属病院に就職。6年間勤務した後、上京し癌研究会附属病院（現がん研有明病院）に勤務。02年、皮膚・排泄ケア認定看護師取得。同院で数々の知識とスキルを学び、帰郷。06年より産業医科大学病院に再勤務し現在に至る。16年、産業医科大学大学院医学研究科看護学専攻修士課程修了。

快適！ストーマ生活──日常のお手入れから旅行まで

発　行	2012年6月1日　第1版第1刷
	2017年1月1日　第1版第4刷
	2019年6月1日　第2版第1刷©
	2023年1月15日　第2版第3刷

著　者　松浦信子・山田陽子
発行者　株式会社　医学書院
　　　　代表取締役　金原　俊
　　　　〒113-8719　東京都文京区本郷1-28-23
　　　　電話　03-3817-5600（社内案内）
印刷・製本　アイワード

本書の複製権・翻訳権・上映権・譲渡権・貸与権・公衆送信権（送信可能化権を含む）は株式会社医学書院が保有します．

ISBN978-4-260-03911-6

本書を無断で複製する行為（複写，スキャン，デジタルデータ化など）は，「私的使用のための複製」など著作権法上の限られた例外を除き禁じられています．大学，病院，診療所，企業などにおいて，業務上使用する目的（診療，研究活動を含む）で上記の行為を行うことは，その使用範囲が内部的であっても，私的使用には該当せず，違法です．また私的使用に該当する場合であっても，代行業者等の第三者に依頼して上記の行為を行うことは違法となります．

JCOPY　〈出版者著作権管理機構　委託出版物〉
本書の無断複製は著作権法上での例外を除き禁じられています．複製される場合は，そのつど事前に，出版者著作権管理機構（電話　03-5244-5088，FAX 03-5244-5089，info@jcopy.or.jp）の許諾を得てください．

はじめに

　はじめて医師からストーマ（人工肛門、人工膀胱）をつくる説明を受けた際、誰もが未知なるものへの漠然とした不安や恐怖、ショックに襲われます。また、ストーマをつくってからしばらくは、本書のタイトルのように「快適！」というわけにはいかず、むしろ排泄方法が変わったことによって、日常生活が不自由になったと感じることがあるかもしれません。

　しかし、ストーマは日常生活を極端に制限するものではありません。ストーマに慣れ、ストーマとともに過ごす生活を工夫することによって、自分らしい充実した人生を送ることは可能なのです。ただ、そのためには、ストーマとはどのようなものかを理解し、トラブルが起きにくいストーマのお手入れの方法やストーマの合併症とその対応について学ぶことが大切です。

　筆者（松浦）は、褥瘡やストーマを専門とする「WOCナース」として長年働いてきましたが、患者さんやスタッフナースからの相談を受けるなかで、「スタッフはもちろん、患者さん自身が術前から使える、実用的でわかりやすいストーマの本があったらいいのにな……」と常々、考えていました。そんな折、医学書院から本書のご提案をいただき、2012年に初版を発行しました。

　このたび第2版を発行することになりました。ストーマをもつすべての方とその家族、援助者の方に必要なケアのポイントを、イラストや写真で解説するという基本コンセプトは、初版と同じです。第2版では、介護者が部屋で装具交換する場合の手順や海外旅行時用携帯カードの紹介、ストーマ関連用品の情報追加をはじめとして、随所をアップデートしました。

看護師をはじめとした医療者の方にとっては、ストーマをつくる方に対する、退院後の日常生活までを見据えたアドバイスのためのパンフレットとして活用していただけると思います。また近年、制度改正により、合併症がなくストーマが安定し、専門的な管理が必要とされない場合には、ストーマ装具の交換は医療行為にあたらないと規定されました。医師や看護師以外のケア従事者による装具交換が可能となったことで、本書は、介護現場でも実用書として役立てていただけるのではないかと思います。

　何より、本書を活用していただくことで、ストーマをつくった方に適切な情報を知っていただき、ストーマに対する不安を少しでも軽減してもらえれば、これに勝る喜びはありません。ストーマに対する嫌悪感を払拭し、それぞれの方にあったお手入れの方法を身につけ、自信をもってストーマとともに第二の人生を歩んでいただくことを、切に願っています。

　本書を作成する機会を与えていただき、また制作にあたって多大な協力をいただいた医学書院の皆さま、ストーマ関連用品の写真を提供してくださった各メーカーの皆さまにこの場をおかりして厚く御礼を申し上げます。

2019 年 4 月

松浦信子

目 次

パート1　あなたのストーマはどれですか？

消化管と泌尿器のしくみ……2
ストーマってどういうもの?……4
手術前にストーマの位置を決めることの大切さ……7
ストーマの種類を確認しよう……8
 1　消化器ストーマの種類……8
 2　尿路ストーマの種類……14
排泄物（便や尿）の処理……17

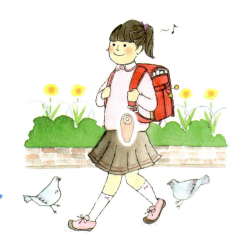

パート2　ストーマのお手入れ

ストーマ装具の選び方……24
 1　単品系装具と二品系装具の違い……26
 2　二品系装具のフランジは3種類……28
 3　面板選択の5つのポイント……30
 4　ストーマ袋選択のポイント……35
 5　その他のストーマケア用品……37

装具交換の基本手順……40
 1　風呂場で交換する場合……40
 2　介護者が部屋で交換する場合……46
 3　尿路ストーマを交換する場合……50

知っておきたい装具交換のポイント……51
はくり剤の種類と使い方……53

装具交換の際のスキンケア………55
洗腸（灌注排便法）………62
- 洗腸中のトラブル………66
- 洗腸をやめるとき………66

パート3 快適な日常生活を過ごすために

食事………68

入浴………72

衣服………74

睡眠………75

通勤・通学………78

旅行………79
- 海外旅行で役立つ英会話………80

外出………82
- 装具の購入・保管………85

運動………86

性生活………88

災害時の備え………89

福祉制度………92
- ストーマをもつ人の身体障害の等級………93
- 身体障害者手帳によって受けられる福祉サービス………95
- 相談窓口・患者会………97

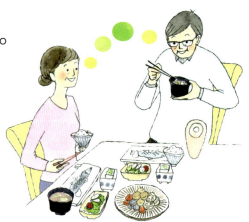

パート4 それは合併症かも？

合併症とは……102

皮膚のトラブル①　ストーマ周囲……103

皮膚のトラブル②　面板を貼った部分……109

皮膚のトラブル③　面板のふち……112

皮膚のトラブル④　こんなときはすぐ受診！……114

出血……116

傍ストーマヘルニア……119

ストーマ脱出……122

狭窄……125

ストーマ静脈瘤……127

付録①　災害時用携帯カード……129

付録②　海外旅行時用携帯カード……131

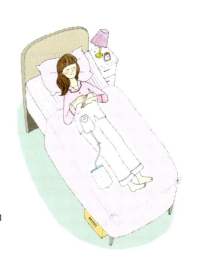

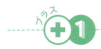

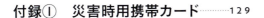

ストーマについてもっと知りたい方のための情報源……16

肛門から白いぬるぬるした液体が出ても異常ではありません……21

皮膚保護剤の歴史……25

ストーマ用カーブはさみ（福山医科）……32

ストーマ装具の捨て方……61

食事についてもっと知りたい方にお勧めの書籍……71

オストメイトのためのお手軽体操……86

障害者差別解消法……87

オストメイト対応トイレの設置場所……100

ヘルプマークをご存知ですか？……100

本書で紹介しているサイトの URL は 2019 年 4 月 15 日時点のものです。

表紙・本文イラスト........萩原亜紀子
本文イラスト....................水野知子・さくら工芸社
撮影................................安部俊太郎
装丁・本文デザイン.......加藤愛子（オフィスキントン）

パート 1

あなたのストーマは
どれですか?

ストーマにはさまざまな種類があります。
ストーマの種類によって、ケアの方法が違います。
この章では、さまざまなストーマの種類とその特徴を紹介します。
あなたのストーマの種類を確認しましょう。

消化管と泌尿器のしくみ
はじめに、消化管と泌尿器のしくみを理解しましょう。

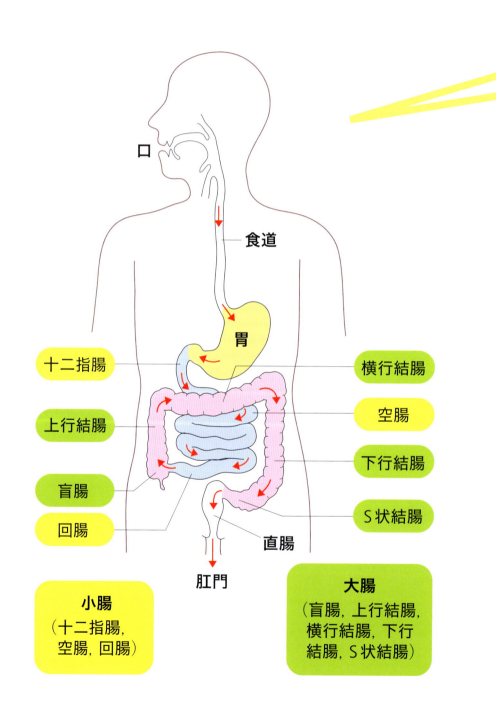

002 ● パート1 あなたのストーマはどれですか？

消化管のしくみ

消化管は、口から食道、胃、小腸（十二指腸、空腸、回腸）、大腸（盲腸、上行結腸、横行結腸、下行結腸、S状結腸）へと続く長い管です。口から食べたものは、この長い管を通って消化・吸収され、肛門から便として排泄されます。

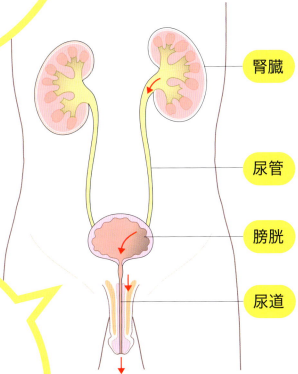

腎臓

尿管

膀胱

尿道

泌尿器のしくみ

腎臓でつくられた尿は、尿管を通り、膀胱に一時たまります。ある一定量の尿が膀胱にたまると、私たちは尿意を感じ、尿道から尿を排泄します。

ストーマってどういうもの？

消化管や泌尿器のしくみはイメージできたでしょうか。
ストーマとは、手術によって消化管や尿路の一部を
お腹の外に出して新しくつくる、
排泄物の出口のことです。「人工肛門」「人工膀胱」とも呼ばれます。

ストーマってなに？

　ストーマには便の出口である**消化器ストーマ**（人工肛門）と、尿の出口である**尿路ストーマ**（人工膀胱）があります。

　「人工〜」というと、人工透析などのように医療器械を用いるイメージがあるかもしれませんが、ストーマは、器械を用いる治療法ではありません。

　がんの手術などで腸や膀胱を切除（取り除くこと）すると、これまでと同じ排泄の経路（肛門や尿道）で便や尿を体の外に出すことができなくなります。**ストーマとは、私たちの体に備わっている腸や尿管を使ってお腹の表面につくる、便や尿の新しい出口のことです。**

> ストーマには、ギリシャ語で「口（くち）」という意味があります。また、ストーマをもつ人のことを**オストメイト**といいます。

実際のストーマはどんなもの？

　消化管は口から肛門まで続く**1本の長い管**であり、粘膜でできています。尿管も同じように粘膜でできており、腸や尿管を

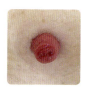

実際のストーマ

使ってつくられるストーマも、粘膜でできています。

粘膜でできたストーマは、健康な状態では口の中と同じように**赤く、やわらかく、常に粘液で濡れています**。

ストーマからばい菌は入らない？

腸や尿管には痛みを感じる神経がありませんので、ストーマは触っても痛くなく、触れられている感覚もありません。

ストーマは、お腹に開けた孔を通って身体の外に出た腸や尿管です。そのため、「ストーマからお腹の中にばい菌（細菌）が入ってしまわないか？」「お風呂やシャワーのとき、ストーマからお腹の中にお湯が入ってきてしまわないか？」と心配される方がおられます。

しかし私たちの身体には、常にお腹の内側から外側に向かって圧力（腹圧）がかかっており、また、ストーマの出口は、便や尿が出ないときは"キュ"と閉まっています。そのため、日常生活や入浴などで異物がお腹の中に入ってしまうことは絶対にありません。もちろん、「ストーマの孔をのぞいたらお腹の中が丸見え」なんてこともありません。

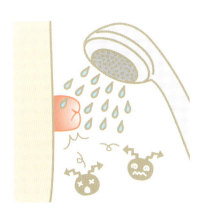

ストーマをつくると、今までの排泄とどこが変わるの？

▶ 消化器ストーマ（人工肛門）の場合

　　健康な人の直腸には、便をためる、便をしたいという感覚（便意）、便を我慢する、便を出す、という4つのはたらきがありますが、ストーマには"便を出す"はたらきのみで、他の3つのはたらきがありません。

　　よって、ストーマをつくると便を我慢すること、自分の意志で便を排泄することができなくなります。腸内で消化・吸収されるたびに、自分の意志とは関係なく勝手に便が排泄されます。肛門から便を出したときのスッキリとした爽快感はなくなります。

▶ 尿路ストーマ（人工膀胱）の場合

　　膀胱には、尿をためる、尿をしたいという感覚（尿意）、たまった尿を我慢する、尿を出す、という4つのはたらきがありますが、ストーマには"尿を出す"はたらきのみで、他の3つのはたらきがありません。

　　よって、ストーマをつくると尿をためて、自分の意志で尿を排泄することはできなくなります。腎臓からつくられた尿は数十秒おきに、24時間休むことなくずっと、ストーマから少しずつ排泄されます。尿を出したときのスッキリとした爽快感はなくなります。

手術前にストーマの位置を決めることの大切さ

　ストーマをつくった後の日常生活を快適に過ごすためには、お腹に貼ったストーマ装具から便や尿が「漏れない」「におわない」「かぶれない」ようにすることが大切です。そのためには、手術前にストーマの位置を決めることが、とても重要となります。

　ストーマの位置は、日常生活における「寝る」「座る」「立つ」「かがむ」などの体の動きに合わせて、しわや、皮膚の凹み、骨やおへその近くを避けた場所、ストーマ装具が平らで安定して貼れる場所、ストーマの合併症が起きにくい場所、自分でストーマが見える場所、装具を貼りやすい場所を選びます。

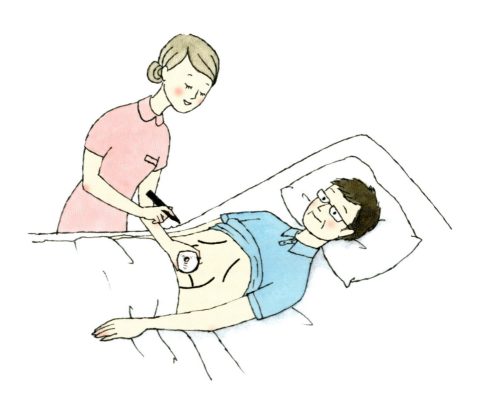

ストーマの種類を確認しよう

ストーマと一口にいっても、
便を出す消化器ストーマと尿を出す尿路ストーマがあり、
さらには手術方法によってもいくつかの種類に分けられます。
ストーマの種類によって、必要とされるケアも変わります。
あなたのストーマはどれですか？　確認してみましょう。

1　消化器ストーマの種類

- 消化器ストーマには、結腸（大腸）ストーマと、小腸ストーマがあります。
- 治療の方法によって、**永久的ストーマ**と、後からストーマを閉じることのできる**一時的ストーマ**があります。
- ストーマには、出口の孔が1つの**単孔式ストーマ**と、孔が2つの**双孔式ストーマ**があります。

> 結腸ストーマは、**コロストミー**、小腸ストーマは、**イレオストミー**といいます。

008　●　パート1　あなたのストーマはどれですか？

単孔式ストーマ

便の出口が1つのストーマです。

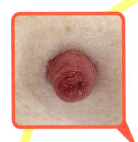
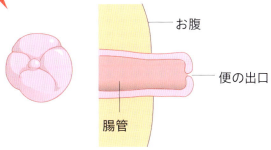

双孔式ストーマ

2つの排泄口をもつストーマです。1つは便の出口で、もう1つは肛門側につながっている出口で粘液が出ます。

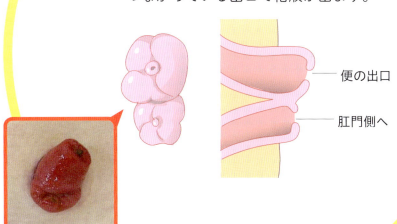

単孔式ストーマ

単孔式ストーマにも、手術の方法やストーマをつくる腸の部位によっていくつかの種類があります。

◆ **直腸切断術**（マイルス手術）

主に直腸がん（下部直腸がん）や肛門近くに発生したがん（肛門がん）の治療のため、直腸や肛門（肛門括約筋）をとる手術です。こうした病気では、無理に肛門を残して腸とつないでも、肛門は正常に機能しないため、便の回数が多くなったり、無意識のうちに漏れるなど、生活の質が低下します。そのため、新しい便の出口を人工肛門としてお腹につくります。

もとの肛門は縫い合わせるため、なくなります。

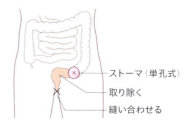

直腸切断術（S状結腸）

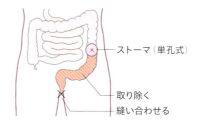

直腸切断術（下行結腸）

◆ **大腸全摘術・小腸ストーマ造設**

特殊ではありますが、家族性腫瘍や潰瘍性大腸炎のため、大腸と肛門をすべて取り除き、小腸ストーマをつくる手術を行うこともあります。

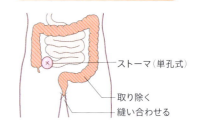

大腸全摘術・小腸ストーマ造設

- 永久的ストーマとなります。
- 直腸や肛門を取り除き、肛門を縫い合わせます。
- 今までの肛門がなくなります。

◆ ハルトマン術

　直腸がん（特に下部直腸）や腫瘍、がんによる腸の穿孔（腸に孔が開くこと）、憩室症などの治療のため、直腸をとる手術です。こうした病気では、無理に肛門を残して腸とつないでも、肛門は正常に機能しないため、便の回数が多くなったり、無意識のうちに漏れるなど、生活の質が低下します。そのため、新しい便の出口を人工肛門としてお腹につくります。マイルス手術とは違い、肛門と直腸が数センチほど残ります。

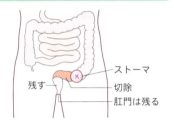
ハルトマン術（S状結腸）

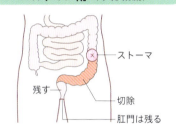
ハルトマン術（下行結腸）

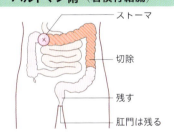
ハルトマン術（右横行結腸）

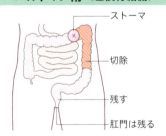
ハルトマン術（左横行結腸）

- 肛門の入口と直腸を数センチほど残します。
- 肛門を残すので、数センチ残った腸でつくられる白色、もしくは黄色っぽい粘液が時々肛門から出ることがあります（☞21ページ）。
- 基本的には永久的ストーマとなりますが、場合によっては一時的ストーマになる場合もあります。
- 永久的ストーマであるか、一時的ストーマであるかは、手術をした医師に確認しましょう。
- 病気の状況によって、ストーマをつくる位置が変わります。

双孔式ストーマ

双孔式ストーマは、その目的から「一時的ストーマ」と「症状を緩和するためのストーマ」の2種類に分けられます。

◆ 一時的ストーマ

直腸がん（下部直腸がん）の低位前方切除術などでは、腸を縫い合わせた場所の傷が治らないうちに便がたまると縫合不全の原因となります。そのため主に小腸や横行結腸（左・右）に一時的ストーマをつくって便を出します。数か月後、腸の傷が良くなれば、ストーマを閉鎖する手術を行います。

近年、肛門近くでも腸をつなぐ技術が進んでおり、この手術は急速に増えています。

◆ 症状緩和のためのストーマ

手術が難しい大腸がん、卵巣がんの再発、子宮がんの再発、胃がんの腹膜播種などによって腸が細くなっていたり（腸管狭窄）、腸が詰まっている（腸閉塞）場合や、突発性大腸穿孔、大腸憩室穿孔などで腸に孔が開いて炎症を起こしている場合などに、症状を緩和させるためにストーマをつくります。病気の状態によって、ストーマをつくる位置は変わります。

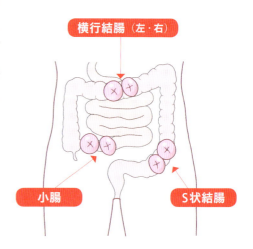

- 治療によって、ストーマをつくる腸の位置が変わります。
- 肛門は残ります。
- 肛門を残すので、白色、もしくは黄色っぽい粘液が時々肛門から出ることがあります。

- 永久的ストーマであるか、一時的ストーマであるかは手術をした医師に確認しましょう。

ストーマの位置によって便の形状は変わります

- ストーマをつくる位置によって、ストーマから出る便の形状は変わります。
- それによって、使用する装具やケア方法が変わることもあります。
- S状結腸や下行結腸ストーマは、1日約100～200g程度の有形便（今まで肛門から出ていた便の形状によく似た状態）が排泄されます。
- 横行結腸や上行結腸ストーマは、1日約300～500mL程度の泥状便（ヨーグルトに似た形状）が排泄されます。
- 小腸ストーマは、1日約800mL以上の水様便（下痢状）が排泄されます。
- どのストーマの種類でも便秘や下痢をします。食べるものによっても便の形状や量は変化します。

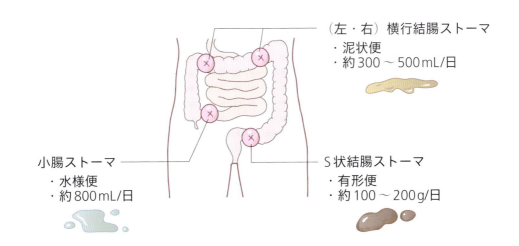

> **Q あなたの消化器ストーマの種類はどれですか？**
>
> ストーマの目的　　□永久的　　□一時的
> ストーマの腸の部位　□S状結腸　□下行結腸　□横行結腸
> 　　　　　　　　　□上行結腸　□小腸
> ストーマの形　　　□単孔式　　□双孔式

2　尿路ストーマの種類

　尿路ストーマ（人工膀胱）は、主に膀胱がんなどで膀胱や尿管を切除し、お腹から尿を排出する新しい排泄口をつくる手術です。膀胱を切除するため、尿をためておく機能は失われます。
　尿路ストーマには、回腸導管と尿管皮膚ろうの2種類があります。

◆ 回腸導管

　回腸の一部を15〜20cm切り取り、左右の尿管をつなげます。腸の一方を閉じ、もう一方をお腹に空けた皮膚に縫いつけてストーマをつくります。
　回腸導管はストーマのサイズが尿管皮膚ろうと比べて大きいため、装具が貼りやすく自分で管理しやすいです。
　回腸（腸）の一部を使っているので、黄白色のゼリーのよう

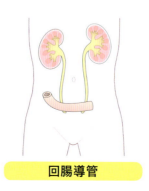

回腸導管

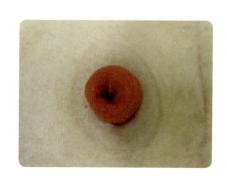

な腸液（粘液）が尿の中にまじります。そのため、尿のにおいもストーマを造設する前の尿のにおいと比べると変わります。

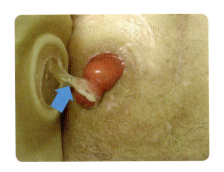 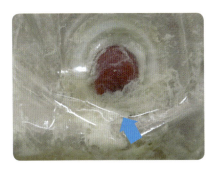

◆ 尿管皮膚ろう（両側尿管皮膚ろう）

両方の尿管を左右に分けてお腹に2つの出口のストーマをつくります。

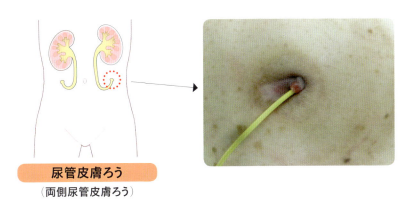

尿管皮膚ろう
（両側尿管皮膚ろう）

◆ 尿管皮膚ろう（一側合流尿管皮膚ろう）

片方の尿管をもう一方の尿管に縫いつけて1つの出口のストーマをつくります。

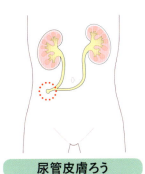

尿管皮膚ろう
（一側合流尿管皮膚ろう）

> 尿路ストーマ（人工膀胱）のことを、ウロストミーといいます。

パート1 ● あなたのストーマはどれですか？

015

あなたの尿路ストーマの種類はどれですか？

☐ 回腸導管　☐尿管皮膚ろう（両側尿管皮膚ろう・一側合流尿管皮膚ろう）

ストーマについてもっと知りたい方のための情報源

● **がん研有明病院（https://www.jfcr.or.jp/hospital/）のホームページ**
　ストーマやその原因となる病気に関する情報がわかりやすくまとめられています。知りたい情報に応じて、がん研有明病院のトップページ内の検索窓で、「WOC 支援」「消化器センター」「泌尿器科」などを入力してみてください。

● **大腸がんの最新の治療・ケアについての
おすすめの書籍**
福長洋介著
『よくわかる最新医学　大腸がん』（主婦の友社）

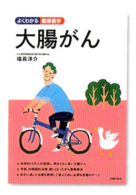

排泄物（便や尿）の処理

自分の意志で便や尿の排泄を調整することができませんので、**ストーマ専用の袋（ストーマ装具）**をお腹に貼って管理します。便や尿の**排泄物はストーマ袋（パウチ）にたまります**ので、定期的にトイレで捨てます。排泄物のたまる時間は、ストーマの種類によって異なります。

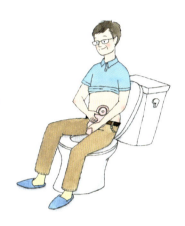

消化器ストーマの排泄物処理

袋の中に排泄物が3分の1から2分の1ほどたまったら、処理をします。

▶ **排泄物を出す**

1　トイレットペーパーを便器にしきます。

> 排泄物の飛び散りを防ぐために最初にしいておきましょう。

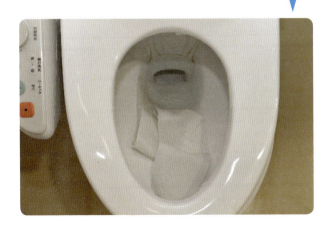

2　トイレットペーパーを太ももにしきます。

> 洋服を汚さないための工夫です。

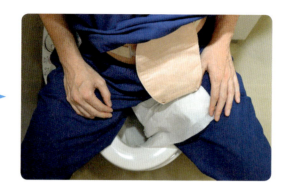

3　排泄物があふれ出ないように、袋の出口を少し持ち上げてから閉鎖具を開きます。

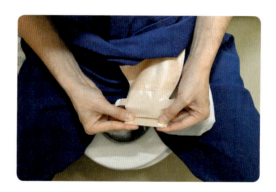

4　ゆっくりストーマ袋の出口を便器に向かって下ろします。ストーマ袋の出口を左手でもちながら、右手でゆっくり袋全体を押さえて排泄物を袋の出口に誘導します。

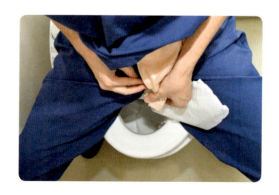

▶ その後の処理

1 トイレットペーパーを指に巻き、排泄口の出口を何回か拭きます。

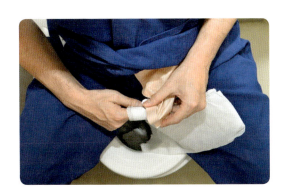

2 袋の奥まできれいにふき取る必要はありません。

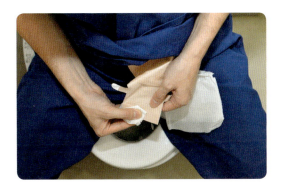

3 ストーマ袋の出口を閉めたらおしまいです。
袋の閉め方は、メーカーによって異なります。

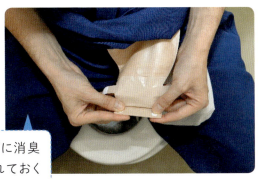

排泄物を処理するたびに消臭潤滑剤を袋の中に入れておくと、便が袋につかず処理が簡単で、においも気になりません。

尿路ストーマの排泄処理

尿路ストーマの排泄口はメーカーによって異なりますが、蛇口のようなコックがついているタイプと、キャップを閉めるタイプがあります。

男性の場合であれば、ストーマをつくる前と同じように、「社会の窓」から閉鎖具を出し、排泄処理することができます。

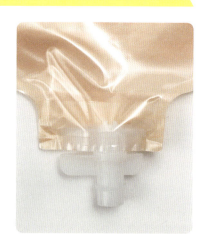

排泄物処理の姿勢

排泄物を処理する際の姿勢には、いくつかの方法があります。トイレの状況にもよりますが、やりやすい姿勢で行いましょう。

洋式トイレの場合

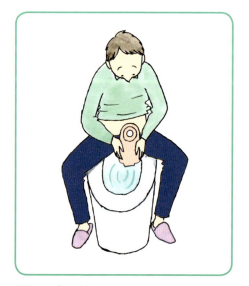

通常より奥に座る

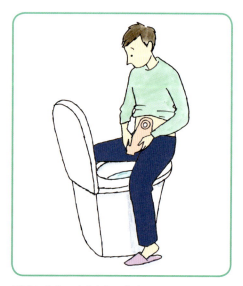

便座に向かい合うように座る

和式トイレの場合

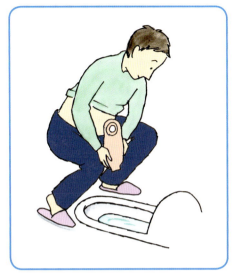

通常の排泄と同じようにしゃがむ

便座に向かいかがむ（尿路ストーマの場合）

肛門から白いぬるぬるした液体が出ても異常ではありません

肛門を残す手術（ハルトマン術）の場合、残った腸（☞11ページ）から粘液がつくられて排泄されます。異常ではないので、安心してください。少しずつ出る場合や、定期的にまとまって出てくる場合もあり、その際に便意をもよおすこともあります。

パート **2**

ストーマの
お手入れ

ストーマ装具にはさまざまな種類があり、
それぞれ、特徴があります。
また、日常のケアに役立つ物品にもさまざまな種類があります。
本章では日頃のストーマのお手入れの方法と、
各種用具の取り扱いについて解説します。

ストーマ装具の選び方

ストーマ装具の種類は現在、数百種類を超えています。
靴を選ぶときに用途やサイズを合わせるように、
装具もあなたのストーマに合ったタイプ、サイズのものを選ぶ必要があります。
あなたのストーマにぴったりの装具を紹介してもらうためにも、
ストーマ装具の種類と特徴を大まかに理解しておきましょう。

ストーマ装具は、面板とストーマ袋でできている

市販されているストーマ装具には防水・防臭効果が備わっています。ストーマ装具は面板とストーマ袋からなり、2つを合わせる部分をフランジ（接合部）といいます。

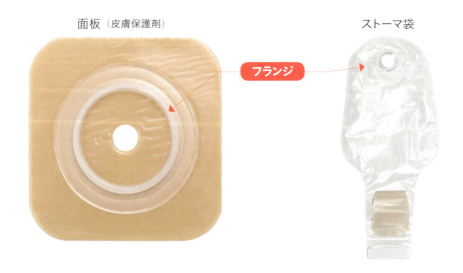

面板（皮膚保護剤）　フランジ　ストーマ袋

面板の役割

面板は、身体に直接貼りつけ、ストーマ袋をつける土台になる部分です。面板は皮膚を保護する成分（皮膚保護剤）でつく

られており、次のような作用で皮膚を排泄物の刺激から守り、皮膚のかぶれや炎症を予防します。

> 1 皮膚に排泄物がつかないように皮膚に密着する
> 2 汗や排泄物の水分を吸収する
> 3 排泄物の刺激をやわらげる
> 4 皮膚についている細菌を増やさない

※皮膚保護剤でつくられていない装具（個人で作成した装具、粘着剤だけでつくられている装具など）には、上記のような作用はありません。

皮膚保護剤の歴史

皮膚保護剤を使った一般の製品は、傷を乾かさないばんそうこうや、手術後の傷やこすれを治すためにも使われています。
皮膚保護剤の最初の歴史は、なんとストーマの面板から始まったのです！

ストーマ袋の役割

　ストーマ袋は、排泄物を収集する袋です。面板につけて使用します。袋の容量は種類によって異なりますが、排泄物をある程度ためることができます。袋に排泄物がたまり、その袋の膨らみや、重さを感じることによって、排泄処理のタイミングがわかります。
　つまり、**ストーマ袋は、消化器ストーマでは直腸の役割、尿路ストーマでは膀胱の役割**を果たすことになります。

1 単品系装具と二品系装具の違い

ストーマ装具は、面板と袋が一体になっている単品系装具と、面板と袋が分かれている二品系装具に大きく分類されます。

単品系装具（ワンピース）

単品系装具は、面板とストーマ袋が一体になったタイプの装具です。

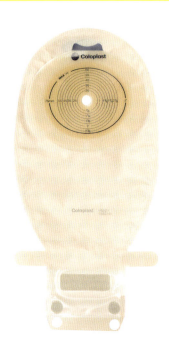

利点
- 操作が簡単。
- 一般的に面板がやわらかく、装着の違和感が少ない。
- ストーマ袋がはずれる心配がない。

欠点
- 面板がやわらかいため、水っぽい排泄物（尿や下り便）のときは漏れやすい。

026　パート2　ストーマのお手入れ

二品系装具（ツーピース）

二品系装具は、面板とストーマ袋が分かれているタイプの装具です。

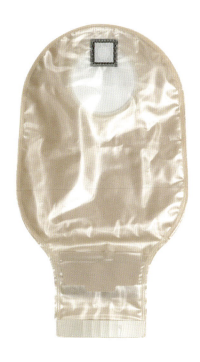
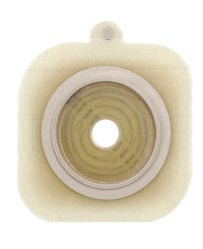

利点
- 面板を貼ったまま、ストーマ袋のみ交換することが可能。
- 用途に合わせて袋の種類（例：入浴用の装具）を変更できる。
- 面板のみで貼れるため、ストーマに合わせて貼りやすい。
- 単品系の平らな面板と比べると皮膚に密着させやすく、排泄物の漏れを予防する。

欠点
- 正しく装着しないと、ストーマ袋がはずれる危険性がある。
- 単品系と比べると値段が高い。

2　二品系装具のフランジは3種類

　二品系装具の場合、面板とストーマ袋の間にフランジ（接合部）があります。フランジは、大きく分けて3種類あります。

1　固定型

- 面板にフランジが固定されており、ストーマ周辺の皮膚をしっかりと押さえることができます。
- お腹に貼った面板に袋をはめるときは、お腹に力を入れて、強くフランジをはめこむ必要があります。
- 面板が曲がると、ストーマ袋がはずれる危険があります。

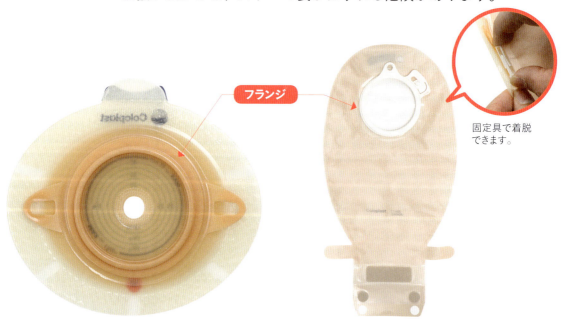

フランジ

固定具で着脱できます。

2　粘着型

- 粘着性のシールで、面板とストーマ袋を固定します。
- しわにならないように貼るにはコツがいります。
- 固定型に比べ、違和感が少ないとされます。

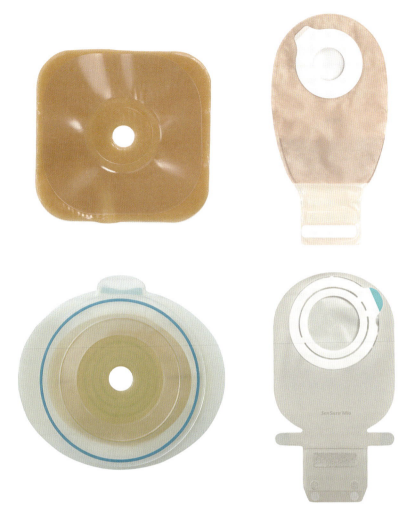

パート2 ● ストーマのお手入れ

3 浮動型

- フランジが面板から浮いており、フランジと面板の間に指を入れることができるため、お腹に力を入れなくてもはめこむことができます。
- 腹壁の変化に強く、固定型よりストーマ袋がはずれにくいとされています。

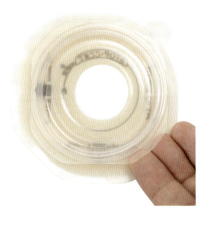

029

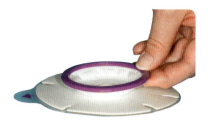 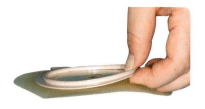

3 面板選択の5つのポイント

面板には数多くの種類があります。
メーカーによって特徴ある製品が出されていますが、ここでは面板選択のポイントを5つにしぼって解説します。

> 1　装具交換の間隔（皮膚保護剤の強さに合わせた）
> 2　孔(あな)の開け方
> 3　形状
> 4　板の構造
> 5　板のやわらかさ

1　装具交換の間隔（皮膚保護剤の強さに合わせた）

装具交換が必要となる間隔によって、面板は大きく3つに分類されます。短期、中期、長期と、交換間隔が長くなるにつれて、面板の粘着力（面板が皮膚にくっつく力）が強くなります。
ただし、次ページの図は、あくまでも装具交換間隔の目安にすぎません。どんなに粘着力が強い装具であっても、ストーマ

短期交換型 （1～3日交換用）	中期交換型 （3～5日交換用）	長期交換型 （5～7日交換用）

弱い　　　　　　　　粘着力　　　　　　　　強い

の状況によっては予定どおりにいかないことがあります。ストーマの状況に合った形状やかたさの面板を選ぶことが大切です。

一般的には、中期交換型のもので、週2回（3～4日目ごと）の交換をおすすめします。

短期交換型を毎日交換する場合は、頻回のはがす刺激で健康な皮膚がいたんでしまう原因になります。

長期交換型で7日以上装着する場合は、排泄物で皮膚がかぶれます。粘着が強いほど、はがす力で皮膚がいたみますので、かぶれるリスクが高くなります。

◆ 季節による装具の交換間隔

汗ばむ時期（5月～10月初旬ころ）になると、「装具がはがれる。長持ちしないので不良品ではないか」とのお問い合わせがあります。面板は汗の水分を吸って、粘着力が弱くなる性質がありますので、汗を多くかく時期やスポーツをした後は、いつもより早めに交換してください。

2　孔の開け方

面板の孔の開け方には3種類あります。

自由開孔（じゆうかいこう）（フリーカット）

ストーマの形や大きさに合わせて、はさみで孔を開けます。

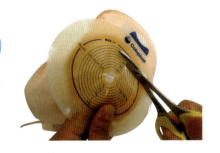

既成孔（プレカット）

面板に最初から孔が開いているので、はさみで孔を開ける必要はありません。孔のサイズはいろいろありますので、自分のストーマに近いサイズの孔の開いた装具を選びます。

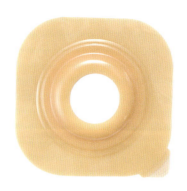

自在孔（モルダブル）

楕円形や形が一定でないストーマであっても、簡単に手でストーマの形に合わせてに孔を変形できます。ただし、高さのないストーマや、ストーマの周りの皮膚にしわがある場合は、排泄物が漏れやすいため向かないこともあります。

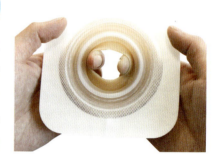

ストーマ用カーブはさみ（福山医科）

ハンドル部分が長く、指穴が大きく握りやすくなっています。そのため、カットに力が必要ありません。また、先端を鈍先加工してあるのでパウチを傷めません。

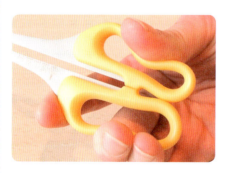
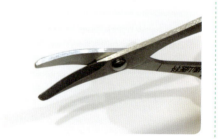

3　形状

　面板の形状が平らな平面型と、中心が凸（トツ）状に出っぱっている凸面型と凹（オウ）状にくぼんでいる凹面型に分類されます。凸面は、柔らかいものや凸の深さがあるものなどさまざまです。形状もメーカーにより異なります。

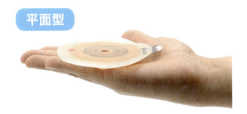
平面型

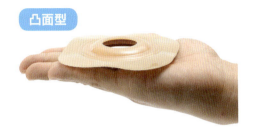
凸面型

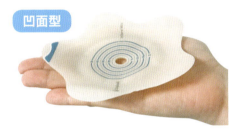
凹面型

　凸面型と凹面型の適応は、以下のとおりです。

> 凸面型
> - ストーマの高さがない
> - ストーマの根元の皮膚に深いしわが入っている
>
> 凹面型
> - ストーマに高さがある
> - ストーマの周りが丸くふくらんでいる

4　板の構造

　面板全体が皮膚保護剤でできているもの（全面皮膚保護剤型）と、中心が皮膚保護剤でその周りに粘着テープがついているもの（外周テープ付皮膚保護剤型）に分かれます。全面皮膚保護剤型と比べると、テープ付皮膚保護剤型のほうが密着性はよいですが、テープによるかぶれを起こすことがあります。最近は、

全面皮膚保護剤型でも密着のよい面板が開発されています。

全面皮膚保護剤型

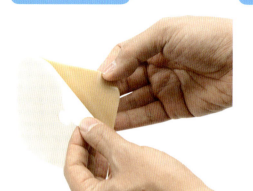

外周テープ付皮膚保護剤型

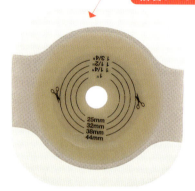

粘着テープ

5 面板のやわらかさ

　面板のやわらかさは、面板の厚さや、フランジや凸面型装具に用いるプラスチックの有無などによって影響を受けます。よって、明確な分類はできませんが、一般的には、単品系装具はやわらかく、二品系装具はかたく、面板の形状では平面型がやわらかく、凸面型がかたいです。ストーマの状態によって使い分けましょう。

やわらかい面板がよい場合
- ストーマが骨（腸骨など）の近くにある
- ヘルニアなどでお腹が丸く出っ張っている、など

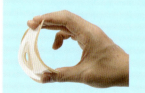 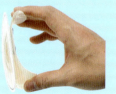

かたい面板がよい場合
- ストーマの周りに浅いしわがたくさんある
- お腹がやわらかく、ストーマの上方からお腹の肉が垂れる場合など

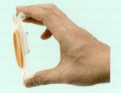

4 ストーマ袋選択のポイント

ストーマ袋の色

透明のものは、袋をつけたままストーマの様子や排泄物を観察できます。一方、袋にたまった排泄物を隠したい場合などは、肌色やグレーのストーマ袋を使用すると排泄物が外から見えません。

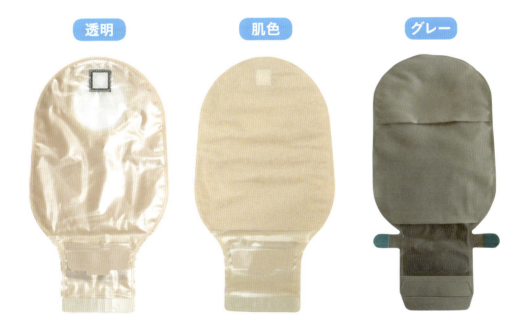

透明　　肌色　　グレー

ポイント！
- 術後の入院中は排泄状況の確認のため、透明の袋を使うことが多いですが、排泄のリズムや生活に慣れてきたら、排泄物が外から見えない袋（肌色やグレー）に変えてみましょう。
- 袋のふくらみや重さを感じてトイレで排泄するとき以外は、排泄物を見ない時間をつくりましょう。ストーマを忘れることも、以前の生活に近づく心のリハビリになります。

消化器ストーマのストーマ袋

◆ **結腸・小腸ストーマ用のストーマ袋**（ドレーナブルタイプ）

かたい便でも排出しやすいように、出口が大きくなっています。

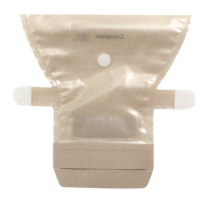

> 結腸・小腸ストーマ用のストーマ袋の排泄口は、どのメーカーも巻き上げ式でマジックテープになっていますが、手の感覚で閉じたことを確認できるものや、排泄口が広いものなど、さまざまなバリエーションがあります。

◆ **小腸ストーマ用のストーマ袋**

容量が大きく、水様便でも簡単に排出できるよう、キャップ式になっています。

容量が大きいため袋も大きくなります。排泄物がたまると、袋が重くなり、じゃまに感じることもあります。排泄量が1日1000～1200ｍＬ前後であればドレーナブルタイプでも可能です。

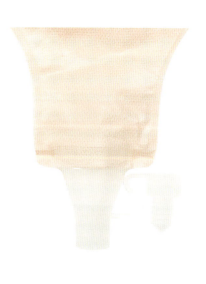

◆ 尿路ストーマ用のストーマ袋

尿路ストーマ用の袋は逆流防止弁がついており、いったん袋に排泄されるとストーマに逆流しにくい構造になっています。

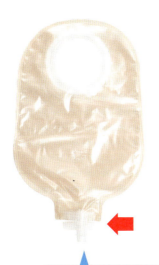
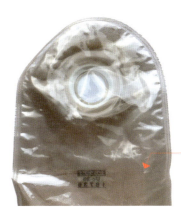

ストーマ袋上部のフィルムが二重構造になり、排泄物の逆流を防ぐ

尿路ストーマ用のストーマ袋は、メーカーによって排泄口の形状が異なります。また、蓄尿袋に接続する場合は、接続管が必要です。

キャップ式で開閉が簡単

コックとキャップの二重ロックで安心

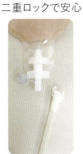

5　その他のストーマケア用品

皮膚保護剤による補強

ストーマの周りにしわやくぼみができて排泄物が漏れる場合は、装具の貼り方や、ストーマに装具が合っているかどうか確認します。一方、適切と思われる装具を使用していても、毎回同じ部位から排泄物が漏れる場合は、漏れやすい部分にリング

状皮膚保護剤を4分の1にカットしたものや、板状皮膚保護剤、あるいは練状皮膚保護剤などで補強します。

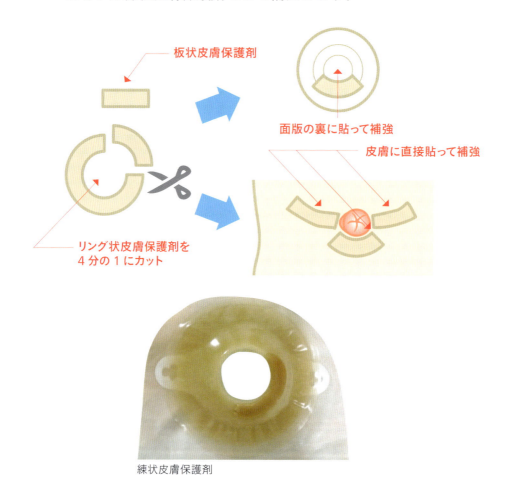

練状皮膚保護剤

ストーマベルトでしっかりと押さえる

　ストーマベルトを装着すると、面板と装具の密着性がよくなり、ストーマ袋がはずれにくくなります。また、面板と皮膚の密着性をよくするので、排泄物の漏れの防止になります。
　各メーカーから専用ベルトが出ています。

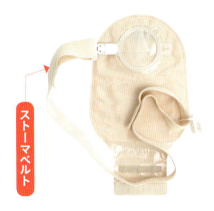

ストーマベルト

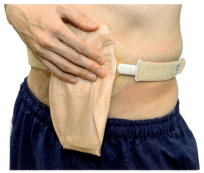

ストーマベルトをはめたところ

パート2 ● ストーマのお手入れ

装具交換の基本手順

ストーマの性質によって装具交換の間隔・ポイントは異なりますが、装具交換の基本手順は共通です（装具交換の目安は 30 ページ）。
①風呂場で交換する場合、②介護者が部屋で交換する場合、③尿路ストーマの場合、に分けて示します。

1 風呂場で交換する場合

基本的にはお風呂に入ったときに交換します。

1 装具交換に必要なものを準備する

風呂場に準備するもの
- 石けん
- はくり剤 （☞ 53 ページ）
- ビニール袋 （ゴミ入れ用）
- キッチンペーパー

脱衣所に準備するもの
- ビニール袋 （ゴミ入れ用）
- キッチンペーパー
- 交換用のストーマ装具（面板、ストーマ袋、補強用の皮膚保護剤など）

ポイント！ 新しいストーマ装具に水分がついてしまうと、皮膚に密着しません。湿気や水滴がつかないよう、脱衣所に準備しておきましょう。

ポイント！ 「リード　ヘルシークッキングペーパー」（ライオン）は他社のキッチンペーパーに比べて吸水性がよく、やわらかくて皮膚を傷つけにくいため、筆者（松浦）は患者さんにお勧めしています。

040　●　パート 2　ストーマのお手入れ

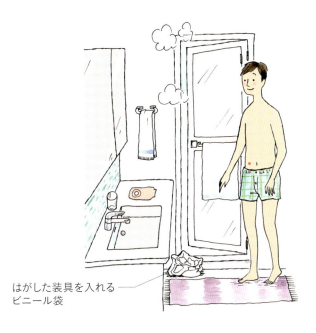

はがした装具を入れる
ビニール袋

2 新しい装具を準備する

お風呂からあがってすぐに装着できるよう、入浴前に新しい装具を脱衣所に準備しておきます。ストーマの状態や使用する装具によって、以下のような準備が必要な場合があります。

a 面板をカットしておく

面板を、ストーマの大きさに合わせてカットしておきます。

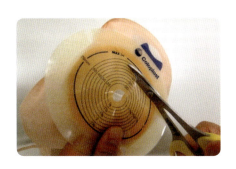

b（二品系装具の場合）
面板とストーマ袋を前もって合わせておく

二品系装具の場合、面板とストーマ袋を前もって合わせておくと、スムーズに装着できます。

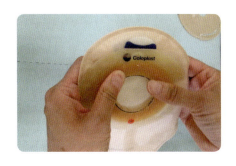

C 面板を補強する

必要に応じて練状皮膚保護剤や板状皮膚保護剤、リング状皮膚保護剤などで、面板を補強します（☞37ページ）。

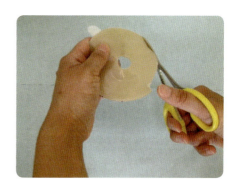

◆ **板状皮膚保護剤・リング状皮膚保護剤**

6〜8mmくらいの幅で切ります。

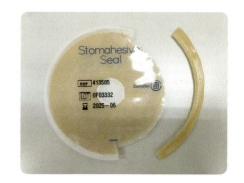

◆ **練状皮膚保護剤**

練状皮膚保護剤は内側に2〜3mm程度はみだすようにつけます。

装着した後は、写真のようにストーマの周りに練状皮膚保護剤が密着し、皮膚を守ります。

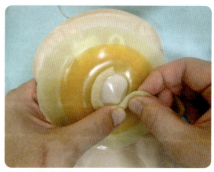

皮ふの装着面

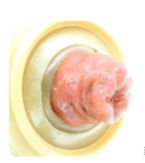

装着後

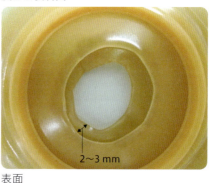

2〜3mm

表面

パート2 ストーマのお手入れ

3　古い装具をはずす

風呂場で古い装具をはずします。

◆ 面板をはがす

はくり剤を面板と皮膚の間に入れます

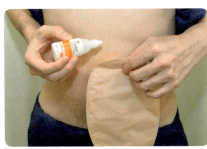

面板と皮膚の間に指を入れ、皮膚を押すように優しく面板をはがします。

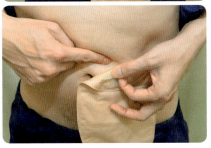

ポイント！　面板は、一気にベリッとはがさない（☞ 56 ページ）

4　ストーマ周囲の皮膚を洗う

ストーマ周囲の皮膚を洗って、清潔にします

◆ 石けんでストーマ周囲の皮膚を洗う

石けんをよく泡立てて、ストーマから離れた部分からストーマに向かって優しく洗います。

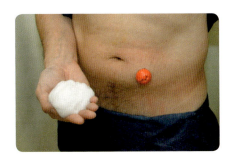

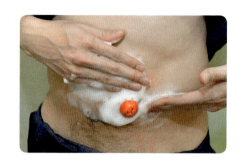

> **ポイント!** 皮膚を洗うときはゴシゴシこすらない（☞ 56 ページ）

◆ シャワーで洗い流す

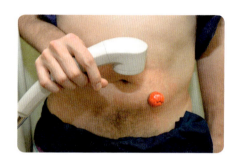

◆ 水分をふきとる

　キッチンペーパーでストーマを包むように押さえ、水分をふきとります。皮膚をこすらないよう注意しましょう。

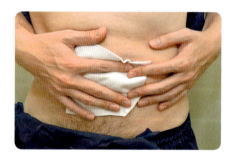

> **ポイント!** 皮膚の洗浄後に皮膚保護剤の粘着剤が残っている（皮膚がべとつく）場合は、無理に爪を立てて取り除かず、乾いたキッチンペーパーなどでつまみとったり、はくり剤を使います。

5　準備した装具を貼る

　準備したストーマ装具（☞ 41 ページ）を貼りつけます。

◆ ストーマ周囲の皮膚のしわを伸ばす

装具を貼る際には、腹部のしわを伸ばすようにします。

貼る前にしわを伸ばしておかないと、しわに沿って便が漏れてしまうことがあります。

しわを伸ばす方法は人それぞれですので、次にあげるポイントを参考に、自分に合った方法を工夫しましょう。

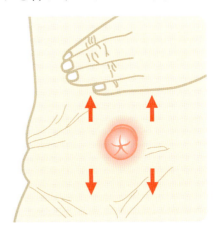

ポイント！
・立ち上がり、姿勢をよくして貼る
・椅子の背もたれによりかかって腹部を伸ばす
・手でしわを伸ばす

◆ 面板を貼る

カットした面板の裏紙をはがし、ストーマに貼ります。

ストーマの上のきわに面板を合わせて貼ります。

最初にストーマのきわの部分をしっかりと皮膚に密着させるように貼ると、より排泄物の漏れを予防できます。

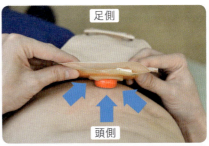

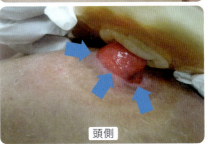

ポイント！
ストーマの上または左右の見やすい方向から見て、きわに合わせて貼ります。
すると、ピッタリ！ 真ん中に入ります。

◆ 皮膚に密着させる

ストーマ袋の上から数分間しっかりと押さえます。

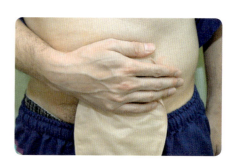

完了！

2 介護者が部屋で交換する場合

寝たきりでお風呂に入ることが難しいときは、介助者が部屋で交換します。

1 装具交換に必要なものを準備する

部屋に準備するもの

- 石けん
- はくり剤
- ビニール袋（ゴミ入れ用）
- ビニールテープ
- キッチンペーパー
- 交換用のストーマ装具（面板、ストーマ袋、補強用の皮膚保護剤など）

2 新しい装具を準備する

お風呂場で交換する場合（☞41ページ）に同じです。

3 寝具が汚れないように準備をする

寝具が汚れないように、ストーマの横にビニール袋（ごみ入れ用）をテープで貼ります。

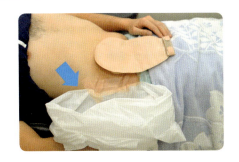

4 古い装具をはずす

◆ 面板をはがす

はくり剤を面板と皮膚の間に入れます

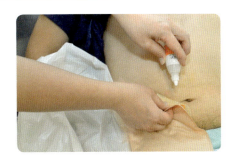

面板と皮膚の間に指を入れ、皮膚を押すように優しく面板をはがします。

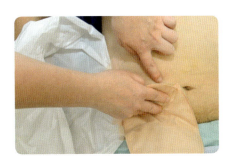

> **ポイント!** 面板は、一気にベリッとはがさない（☞ 56 ページ）

5　ストーマ周囲の皮膚を洗う

ストーマ周囲の皮膚を洗って、清潔にします

◆ 石けんでストーマ周囲の皮膚を洗う

石けんをよく泡立てて、ストーマから離れた部分からストーマに向かって優しく洗います。

不織布をぬらして、3回ほど石けんや汚れ成分を、優しく拭きとります。

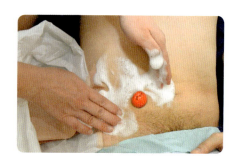

> **ポイント！**　皮膚を洗うときはゴシゴシこすらない（☞ 56 ページ）

◆ 水分をふきとる

キッチンペーパーでストーマを包むように押さえ、水分をふきとります。皮膚をこすらないように注意しましょう。

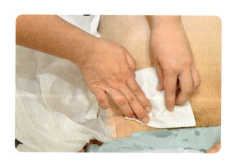

> **ポイント！**　皮膚の洗浄後に皮膚保護剤の粘着剤が残っている（皮膚がベとつく）場合は、無理に爪を立てて取り除かず、乾いたキッチンペーパーなどでつまみとったり、はくり剤を使います。

6 準備した装具を貼る

準備したストーマ装具（☞46ページ）を貼りつけます。

◆ **ストーマ周囲の皮膚のしわを伸ばす**

皮膚のしわの伸ばし方などは、お風呂場で交換する場合（☞45ページ）に同じです。

◆ **面板を貼る**

カットした面板の裏紙をはがし、ストーマに貼ります。

横からストーマと皮膚のきわに面板を合わせて貼ります。この方法であれば、肌色や不透明のストーマ袋でも介助者が貼ることができます。

最初にストーマのきわの部分をしっかりと皮膚に密着させるように貼ると、より排泄物の漏れを予防できます。

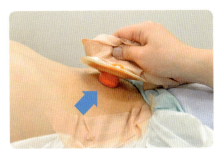

> **ポイント！** 横からストーマと皮膚のきわに面板を合わせて貼る

◆ **皮膚に密着させる**

袋の上から数分間しっかりと押さえます。

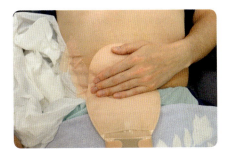

完了！

3 尿路ストーマを交換する場合

　装具交換に必要な物品の準備、新しい装具の準備、古い装具の外し方、ストーマ周囲の皮膚の洗い方など、基本的にはこれまで述べたやり方と同じです。尿路ストーマの交換では、新しい装具を貼る際にポイントがあります。

◆ 尿路ストーマの装具交換では、尿の水分をとる

　尿路ストーマの場合、排泄される尿の水分によって、面板がはがれやすくなることがあります。装具交換の際には、キッチンペーパーを小さくたたんで尿を吸収させ、皮膚を乾燥させるとともに、尿の排出がないタイミングは 30 〜 60 秒ほどありますので、そこを見計らってすばやく装具を貼るようにします。

　尿管皮膚ろうは、咳などをして腹圧をかけ尿を排出した瞬間をねらうとうまく貼れます。

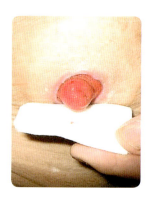

ポイント! 尿の排出がないタイミングは 30 〜 60 秒ほどありますので、そこを見計らってすばやく装具を貼るようにします。

ポイント! 尿管皮膚ろうは、咳などをして腹圧をかけ尿を排出した瞬間をねらうとうまく貼れます。

知っておきたい装具交換のポイント

基本手順を踏まえたうえで、ストーマの種類による違いや
はくり剤の使い方を知っておきましょう

潤滑・消臭剤を活用する

　結腸ストーマの場合、袋の中に潤滑・消臭剤を少量入れておくと、便が袋にべとつかず処理しやすくなります。潤滑・消臭剤は注入したのち、「の」の字を書くように袋全体にのばします。また、**装具交換時だけではなく、排便処理を行うたびに排泄口から注入しておくと、効果が長続きします。**

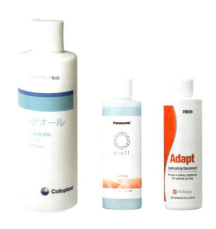

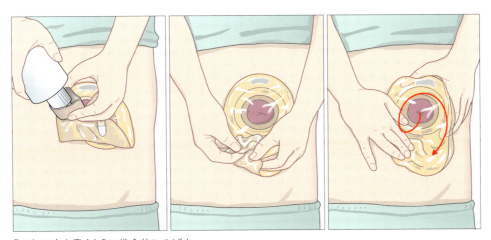

「の」の字を書くように袋全体にのばす

脱臭フィルター

　消化器用ストーマ袋の上部には脱臭フィルターがついており、袋内のガスが自然に脱臭されながら抜けるようになっています。しかし、脱臭フィルターの排気口は小さく、**ガスが多量に排泄された場合には袋内にガスが充満してしまうことがあります。**

　また、装具交換後2〜3日すると、便に含まれる水分によって**脱臭フィルターが目詰まりを起こすことがあります。**脱臭フィルターが目詰まりを起こすとガスが抜けなくなり、袋内にガスが充満したり、脱臭効果がなくなってにおいがフィルターから漏れ出ることがあります。袋内に充満したガスが自然に抜けるのを待つのは時間がかかり、また破裂する可能性があるため、**こうした場合は便を出す排泄口を開いてガスを抜きます。**

　逆に、ガスが出にくい人の場合は、袋内からガスが抜けすぎて真空状態となり、便が袋の上部から下部に下りにくくなってしまうことがあります。こうした場合は、脱臭フィルターの上部にある**排気口を専用シールやテープで塞ぐ**ことによって真空状態が緩和され、便が下部に下りてきます。

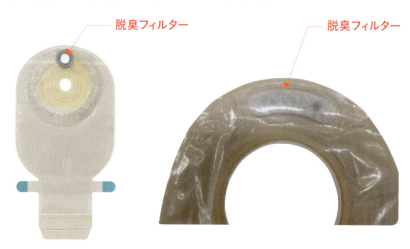

脱臭フィルター　　　脱臭フィルター

ポイント！ 二品系装具の場合は、袋のみを短期間で交換すれば、脱臭フィルターの機能を維持することができます。

はくり剤の種類と使い方

面板は接着剤で皮膚に密着しているため、無理にはがすと皮膚を傷つけてしまうことがあります。面板をはがしやすくするはくり剤（リムーバー）にはコットンタイプ、液体タイプ、スプレータイプがありますが、はがす機能に大きな差はないので、使いやすさで選びます。それぞれ、アルコール含有と非アルコール含有のものがあり、**一般的に非アルコール含有のものが皮膚への刺激が少なく、皮膚が敏感でかぶれやすい方にはお勧めです。**

コットンタイプのはくり剤

コットンタイプの場合、皮膚と面板の間にコットンを入れ、はくり剤をしみこませるように使います。

装具をはがし終わったあとの皮膚のべたつきも簡単に取り除くことができます。また、コンパクトなので持ち運びに便利です。

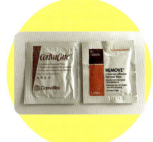

アルコール含有

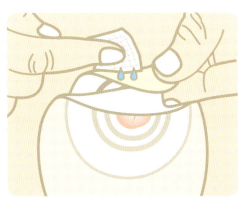

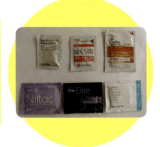

非アルコール含有

液体タイプのはくり剤

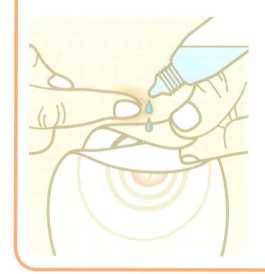

液体タイプのはくり剤は、皮膚と面板の間に垂らすようにして使います。ボトルを下に向けるだけで液体が出てくるので、指先に力がない方にお勧めです。

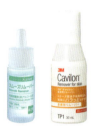

非アルコール含有

スプレータイプのはくり剤

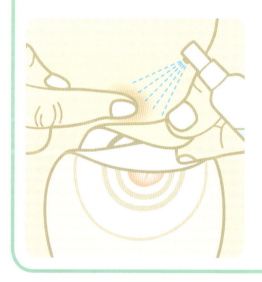

スプレータイプのはくり剤は、皮膚と面板の間に吹きつけて使います。

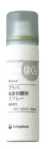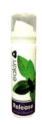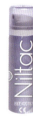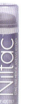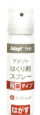

非アルコール含有

装具交換の際のスキンケア

ストーマの周りの皮膚は、
排泄物や面板の皮膚保護剤などで汚れやすくなっています。
しかし、ストーマには常に装具が貼られているため、
ストーマの周りをきれいにできるのは、装具交換のときしかありません。
装具交換時には、身体用の石けんを用いて汚れを丁寧に取り除きましょう。

「きれいに」「優しく」がキーワード

　　ストーマ周囲の皮膚を洗う際のポイントはまず「石けんをよく泡立てる」です。石けんをよく泡立てておかないと汚れが落ちません。最近はポンプ式ですでに泡になっているものや、クリーム状で泡立て不要のものが市販されていますので、それらを使用してもよいでしょう。

　　また、肌荒れが気になるときは「弱酸性」の石けんを試してください。固形石けんや「弱酸性」の表示がない液状石けんはアルカリ性石けんです。これらは汚れはよく落ちますが、同時に皮膚の脂や潤いも取れてしまいます。ストーマ周りの皮膚が乾燥しやすい場合は、これらの石けんの使用を控え、「弱酸性」と表示された液状石鹸や、保湿剤入りの石けんを試してみましょう。

自己流スキンケアに注意!

　　以下に、患者さんからよくお聞きする自己流スキンケアの例をまとめます。自己流スキンケアのなかには肌を傷めてしまうものも少なくありませんので、注意してください。

> Q 「装具を勢いよくベリッとはがしています」
> A 装具は優しく、皮膚に負担をかけないようにはがしましょう

　装具を勢いよくはがすと、大切な皮膚も一緒にはぎとられ、かぶれの原因になります。また、それによって皮膚が鍛えられて丈夫になることはなく、かたく潤いのない皮膚になってしまいます。装具をはがすときには、皮膚に負担をかけないよう、はくり剤の使用をお勧めします（☞ 53 ページ）。

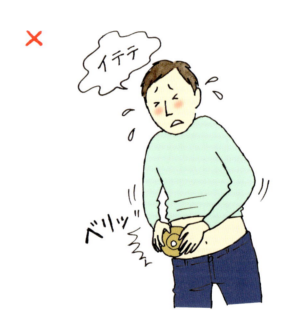

> Q 「ストーマの周りを洗うときは、ゴシゴシこすってきれいにしています」
> A 皮膚を傷つけないために、こすらないようにしましょう

　ストーマにはいつも装具が貼られているので、装具をはがして洗うときは解放感があり、ゴシゴシ洗いたくなる気持ちはよくわかります。しかし、目の粗いタオルやボディブラシ、爪をたてるなどして皮膚を強くこすると、肌の潤いや皮膚の保護成

分がとれてしまい、さまざまな刺激で簡単に皮膚が傷つき、かぶれやすくなります。長い間、健康な皮膚を保つためには、皮膚をこすらない優しいケアを心がけましょう。

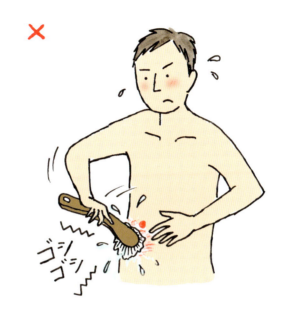

> Q 「ストーマにばい菌がつかないように、消毒したほうがよいですか？」
>
> A ストーマのお手入れに消毒は必要ありません

　ストーマのお手入れの際に、消毒液を使ったり、殺菌作用のある石けんで洗浄する必要はありません。これらの成分は、かえってストーマや皮膚の刺激となり、炎症を起こしてかぶれの原因になります。定期的にストーマ装具をはがし、身体用の石けんを利用して汚れを取り除くだけで、十分に皮膚をきれいに保つことができます。

Q「皮膚がかぶれたので、薬をぬってもよいですか？」

A かぶれた原因を見つけて、その原因を取り除きましょう

　　皮膚がかぶれる原因はたくさんありますが、大半はここで紹介している誤ったケア方法や装具がストーマに合っていないことが原因で起こります（☞103ページ）。

　　基本的に原因を取り除けば治るため、ほとんどの場合、薬で治療する必要はありません。まれに、細菌が原因で起こる皮膚炎などには薬が必要な場合がありますが、自己判断で市販の薬を用いてケアすると、かぶれがさらに悪化する可能性があります。また、軟膏薬は装具の接着力を弱め、排泄物が皮膚についてかぶれが広がることもあります。かぶれが治らない場合は、早めに専門外来に相談しましょう。

Q「ストーマの周りの皮膚を
日焼けや電気療法で丈夫に鍛えたいです」

A かえって皮膚がダメージを受け、
かぶれの原因になりますので、やめましょう

　　ストーマの周りの皮膚に日光浴や電気療法を行っても、皮膚は丈夫にはなりません。逆に、紫外線や日焼けによってやけどのようにかぶれることがありますのでやめておきましょう。

Q「ストーマの周りをドライヤーで乾かしています」

A 皮膚が乾燥してかぶれやすくなりますのでやめましょう

　　ストーマの周りの皮膚に水分が残っていると、装具がつきにくいため、洗浄後は十分に皮膚の水分を取り除く必要があります。しかし、ドライヤーで乾かすのは、たとえ冷風でも皮膚の

過剰な乾燥を招き、皮膚の潤いがなくなってしまいますので、やめておきましょう。タオルやキッチンペーパーなどで優しく水分をふきとるだけで十分です。

> **Q** 「ストーマ装具をできるだけ長く貼っています／ストーマ装具を毎日交換しています」
>
> **A** 皮膚の状態に合った皮膚保護剤の使用と適切な交換間隔が大切です。長すぎても短すぎてもよくありません

　予定期間よりも大幅（2日程度以上）に延長して装具を貼り続けると、面板の皮膚を保護する作用や皮膚にくっつく作用が失われます。このような状況では、皮膚がかぶれたり、突然装具がはがれて排泄物が漏れてしまうなどのトラブルを起こしかねません。

　また、これとは逆に、毎日や排泄ごとなどのとても短い交換間隔では、装具をはがす刺激で皮膚が傷ついてしまいます。自分の皮膚の状態に合った皮膚保護剤を使用し、適切な間隔で装具交換を行うようにしましょう。

> **Q** 「漏れが心配なので、面板の周りにテープを貼っています」
>
> **A** テープで補強するよりも、まずは装具変更を検討してみてください

　面板のへりがはがれていたり、過去に排泄物の漏れを経験した場合は、漏れが心配で粘着テープを貼りたくなります。しかし、テープは皮膚を保護する作用をもたないうえ、ガムテープなどの強い粘着テープを皮膚に使用すると、はがすときに皮膚まではがれてしまいます。排泄物の漏れや、面板がはがれやすい場合は、使用している装具がストーマや自分のお腹の形に

合っていないことが考えられます。専門外来に相談してみましょう。

> **Q**「ストーマ袋を洗ってもよいですか？」
> **A** 防臭・防水効果が失われるので、洗わないでください

　ストーマ袋の中に便の汚れが残っていると、袋の中をつい洗いたくなります。しかし、袋の内側を洗ってしまうと、ストーマ袋の防臭・防水効果が失われてしまいます。また、どのメーカーの製品も、袋の洗浄をしない前提でつくられているため、洗うことによって袋が破れたり、排泄物やにおいが漏れる原因になります。これらのトラブルが発生しても、メーカーの保証の対象にはなりません。

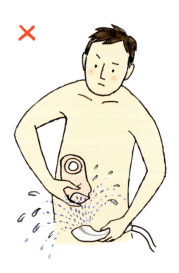

> **Q**「装具交換のたびにストーマの大きさを測るのが面倒です」
> **A** 交換のたびに測る必要はありません

　「病院では、ノギスでストーマの大きさを測っていました。

自宅でも交換のたびにノギスで測る必要がありますか?」という質問を受けることがありますが、術後2〜3か月後もたてば、ストーマのむくみがとれ、サイズが安定しますので、装具交換時に毎回サイズを測定する必要はありません。体重の増減などによってストーマサイズが変化したと感じたときは、購入した装具についている紙ゲージ（図）を使用し、面板の孔の大きさを調整してください。

　面板の孔の大きさの目安は、ストーマと皮膚の境目から、約2〜3mm程度大きくしたサイズです。たとえばストーマのサイズが縦30mm×横30mmの場合は、面板の孔を35mm程度にするのがよいでしょう。

　面板の孔が大きすぎると排泄物で皮膚がかぶれますし、小さすぎると、面板で粘膜がこすれて傷ついたり、排泄物の漏れや潰瘍の原因になります（☞107ページ）ので気をつけましょう。

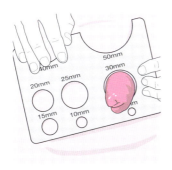
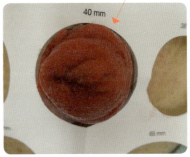

面板の開孔は、2〜3mm程度大きくする。

ストーマ装具の捨て方

- ストーマ装具にたまった排泄物をトイレに流します。
- 小さく折りたたんで、新聞紙や不透明なポリ袋に包んで中身が見えないようにします。
- お住まいの地域のゴミ分別に従って捨てましょう。

洗腸（灌注排便法）

洗腸（灌注排便法、強制排便法、洗腸排便法ともいいます）とは、ストーマから600 〜 800mL のぬるま湯を注入して、強制的に排便させる方法です。そのメリットは定期的に排便することで「いつ便が出るかわからない」という不安を軽減できることです。一方で実施に時間がかかること（1 時間程度）、技術の習得が難しいなどの欠点もあります。

洗腸の適応と注意点

　　洗腸は、どんな種類のストーマでも行える方法ではありません。消化器ストーマで、S 状結腸ストーマ（もしくは下行結腸ストーマ）を持つ方が適応です。病気や治療の状態、心疾患、肝疾患、高齢など、本人の状態によっては心身共に負担になる可能性があるため、必ず医師に適応を確認します。

　　洗腸は、食事の影響が出ないように食前または食後 4 時間以降に行います。洗腸を毎日続けると、排便コントロールが可能になるため装具装着が不要となりますが、ストーマ粘膜を保護するため、入浴用などの目立たない小さな袋（☞ 65 ページ）をつけたほうがよいでしょう。また、災害時においては避難先で洗腸を続けるのは困難であるため、やむを得ず自然排便法に戻すことがあります。災害時に備えて、時々は自然排便法で管理することをお勧めします。

洗腸の手順

1 必要な物品を準備します

　　各メーカーに洗腸セットがあり、製品の内容や物の名称が多少異なります。この他、二品系装具用として、使用中の面板に

○62　●　パート 2　ストーマのお手入れ

洗腸用品を取りつけて行えるものもあります。一般的なものは以下のとおりです。

① 洗腸液バッグ
② 洗腸液注入アダプター
③ 洗腸液排出スリープ
④ フェイスプレート（二品系装具では不要）
⑤ ベルト
⑥ その他（クリップ、潤滑剤、キッチンペーパー、秒針のついた時計など）

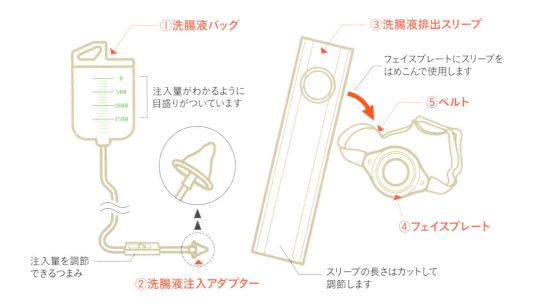

2 洗腸液バッグにぬるま湯を入れる

洗腸液バッグに 36 〜 38℃程度のぬるま湯を 1000mL 程度入れます。注入する量は 600 〜 800mL です。後片づけに利用するため、注入量より 300mL 程度多く入れておきます。わかりやすいよう、洗腸液バッグの注入する量の位置に油性ペンで印をつけておくとよいでしょう。

3 洗腸液バッグを吊るす

洗腸液バッグを便座あるいは椅子に座ったときの目の高さくらいになるように吊るします。洗腸液バッグを吊るせるように、トイレにフックなどを取りつけておくと便利です。洗腸液バッグのチューブ内の空気を抜くために、注入液を便器に流しておきます。

4 スリーブを装着する

洗腸液排出スリーブをフェイスプレートに取りつけ、ストーマを囲むようにベルトでしっかり固定します。二品系装具の場合は、貼ってある面板に洗腸液排出スリーブを取りつけます。洗腸液排出スリーブは、便器まで届く距離にカットするか、外側に折り返して長さを調節します。スリーブの先を便器に向けセットします。

5 腸の向きを確認する

便座あるいは椅子に座り、利き手の一番細い指に潤滑剤をつけてからストーマの口に挿入し、洗腸液を注入する方向を確認します（慣れてくれば、毎回行う必要はありません）。

6 アダプターを挿入する

潤滑剤をつけた洗腸液注入アダプターを、先ほど確認した腸の向きに沿って挿入し、時計を見ながら1分間に100mL程度の速さで洗腸液（ぬるま湯）を注入します。このとき、洗腸液注入アダプターをしっかりストーマに押しつけるように手で固定し続けます。

流量の調節は、メーカーに

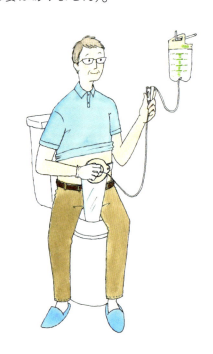

よって異なるため、各メーカーの説明書を必ずお読みください。

7 排泄する

洗腸液を注入し終えたら流量調節のつまみを閉め、5分間程度アダプターでストーマに栓をします。その後、洗腸液注入アダプターをはずし、急いで洗腸液排出スリーブの上部をクリップなどで閉鎖します。20〜30分かけて便が断続的に出てきます。時々左側のお腹を優しくさすると腸が刺激されて蠕動し、便の出がよくなります。

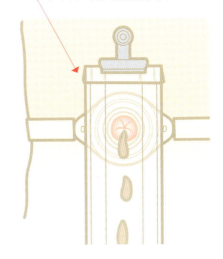

スリーブの上部は開いており、ここから手を入れて操作します。洗腸液を注入したら、洗腸液注入アダプターをはずし、スリーブの上部をクリップなどで閉鎖します。

8 終了

最後に後便（あとべん）と呼ばれる、黄色の粘液が出たら終了です。

9 後片付け

残った洗腸液で洗腸液排出スリーブの中を洗います。キッチンペーパーで水気を丁寧にふきとったのちに、風通しのよいところで軽く陰干しします。

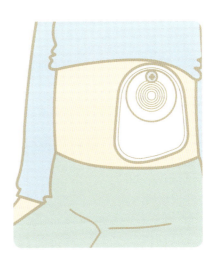

10　専用のミニ袋を取りつけます

ストーマの周りをキッチンペーパーできれいにふきとるか洗浄し、専用のミニ袋やパッドをつけます。

洗腸中のトラブル

急にお腹が痛くなった！

☞洗腸液の注入を止めて、休憩しましょう。痛みが治まれば再開可能です。

洗腸液が入っていかない！逆流してくる！

☞洗腸液注入アダプターの先端の向きを少しずらしたり、引いたりしてみましょう。注入口が腸にぶつかって入らないことがあります。

洗腸液を入れたのに便が出てこない！

☞便器をのぞいてみてください。注入したはずの洗腸液がたまっていませんか？　注入したつもりが、ストーマの脇から漏れ出ていることがあります。漏れがないか確認しながら注入しましょう。確実に注入されていて、お腹が痛い、気分がわるいなどの症状がある場合は、一度横になって休みましょう。症状が続くときは病院に相談しましょう。

洗腸をやめるとき

洗腸を続けられなくなった

病気や治療の関係で医師から洗腸をやめるように指示される場合や、加齢などのために自分で適切なケアができなくなるなど、洗腸を続けられなくなることがあります。この場合には、通常のストーマ装具を用いた自然排便法に戻す必要があります。

昔のストーマ装具に戻せばいい？

手術後まもない時期だけ使用していて、その後何年も保管していたストーマ装具は、使用期限が切れたり、体型やストーマの変化で使えません。トラブルを防ぐためにも、専門外来で今のストーマの状況にあった製品を選んでもらいましょう。

洗腸をやめたら便秘になった

洗腸中はお湯で強制的に腸を動かしていたため、洗腸を中止するとたちまち便秘になることがあります。医師に相談し、大腸を動かす作用のある下剤をしばらく服用しましょう。下剤は、腸のリズムをつけるためにも、毎日決まった時間に飲むことが大切です。

パート **3**

快適な日常生活を過ごすために

「ストーマをつくるとこれまでと同じように暮らせなくなる」
という不安をお持ちの方は少なくないと思います。
しかし、ポイントを踏まえて工夫をすれば、
日常生活はもちろん、
仕事やスポーツ、海外旅行まで含めて、
ストーマとともに、快適に過ごすことが可能です。

食事

　特に食事の制限はありません。他の病気（高血圧、糖尿病、腎不全、クローン病など）で食事を制限されていないかぎり、手術前と同じ食事が楽しめます。ただし、食品の種類や食べる量によって、ストーマから出るガス（おなら）の量やにおい、便の形などが変わりますので、その調整や健康維持のためにも、バランスのよい食事を心がけましょう。

◆ 結腸ストーマの方の食事

　食事内容によって便のにおいやガス（おなら）が気になり、日常生活が制限されるといったことのないよう、装具やケアを工夫しましょう。

◆ 小腸ストーマの方の食事

　食べたものが大腸を通らずにストーマから出てくるため、水分や電解質が吸収されず水っぽい便（いわゆる下痢）が多量に排泄されます（☞13ページ）。1日およそ5〜6回トイレに行くのが普通です。ミネラルを多く含んだ水分（スポーツドリンク、栄養補助食品ゼリー、昆布茶など）をとるように心がけましょう。

　また、繊維質の多い食品や消化のわるい食品を一度にたくさんとるとストーマの出口で便が詰まることがあります。よく噛んで、適度な量をとるようにしましょう。

　なお、夏場など汗を多量にかいた場合は、水分をとっていても気づかないうちに脱水症状になりやすいため、注意が必要です。次の症状が見られたら医師に相談しましょう。

- のどの渇きが続く
- だるい
- 動くと動悸がする
- 尿の回数が少ない
- 手がしびれる　など

◆ 尿路ストーマの方の食事

　尿路感染を予防するために、1日の尿量が1500〜2000mL程度になるよう、水分摂取を心がけましょう。

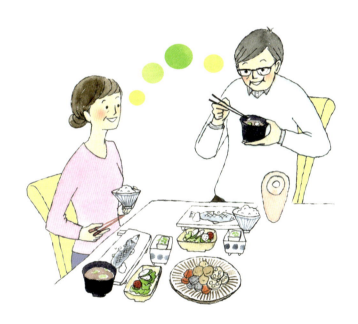

食事とにおい

ストーマから出る排泄物やガス（おなら）は、下記のように食事による影響を受けます。また、ストーマの種類によってその影響は異なります。

排泄物やガス（おなら）に影響を及ぼす食品

便の性状	やわらかくなりやすい	▶	炭酸飲料、ビール、お酒、アイスクリーム、果物、生卵など
	形になりやすい	▶	米飯、里芋、もち、うどん、パンなど
	消化しにくい	▶	海草類、きのこ類、れんこん、ごぼう、タケノコ、脂肪の多い肉類など
ガス	ガスを発生させやすい	▶	栗、さつまいも、山芋、豆類、ごぼう、大根、きゃべつ、白菜、カリフラワー、ねぎ、えび、かに、貝、ラーメン、炭酸飲料、ビールなど
	ガスの発生を抑える	▶	乳酸菌飲料、ヨーグルト、パセリ、レモンなど
におい	においを強くする	▶	にら、アスパラガス、ねぎ、にんにく、たまねぎ、チーズ、貝、かに、えび、卵など
	においを抑える	▶	レモン、パセリ、グレープフルーツジュース、クランベリージュース、ヨーグルトなど

アルコールは控えたほうがいい？

アルコール類の摂取は可能ですが、病気や治療の状況によっては控えたほうがよい場合があります。医師に確認しておきましょう。お酒の種類や量によっては、ガスが多く発生したり、

翌朝便がゆるくなることもあります。

便秘への対応

手術後半年以内は、手術の影響で腸の調子が乱れ、便秘や下痢などさまざまな症状を起こす可能性があります。便秘傾向のある方はこの間、便秘になる可能性が高いですが、お腹が張る、吐き気、嘔吐などの症状がないかぎり2～3日様子をみても大丈夫です。それ以降も便秘が続く、あるいは症状が改善しない場合は医師に相談してください。

便秘はバランスのわるい食事、水分不足、薬の副作用、過度の緊張やストレス、運動不足など、さまざまな原因で起こります。快適に過ごすためには生活習慣を見直しましょう。

外食での注意点

一般的に外食は油分が多く腸の動きを妨げることがあります。どんぶりものではなく、定食のようにさまざまな食品が少量ずつ含まれるメニューを選ぶとよいでしょう。

食事についてもっと知りたい方にお勧めの書籍

比企 直樹 監修『がん研有明病院の大腸がん治療に向きあう食事 術前術後の疑問に答えます!』（女子栄養大学出版）

大腸がん治療をしている人に向けて、食事療法が丁寧に解説された書籍。手術前、退院直後、日常生活に戻った後、ストーマをつけた場合などをとりあげ、よくある質問や相談に答えながら紹介されています。

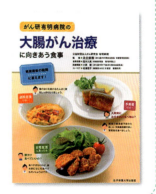

入浴

「水に濡れると装具がはがれるのでは」と心配になるかもしれませんが、装具には防水効果がありますので装具をつけたまま、安心して入浴してください。

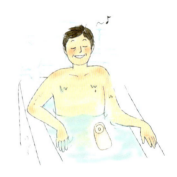

体が温まるとストーマからの排泄量が急に増えることもありますので、お風呂に入る前に必ず排泄処理を済ませておきましょう。

装具をはずして入浴できる？

基本的にどのタイプのストーマも装具をはずして湯船につかることができます。下行結腸やS状結腸のストーマの場合、手術後半年程度すると排便の時間が決まってくるため、便が出ない時間帯に入るとよいでしょう。

小腸ストーマや尿路ストーマの場合は、常にストーマから排泄物が排出されますので、装具を貼ったままの入浴をお勧めしています。

装具交換をする日の入浴

入浴する前に、脱衣所に交換用の装具を準備しておきます（☞40ページ）。新しく交換する装具は濡れたり湿ったりしないように注意しましょう。入浴し、装具交換が終わったら、もう一度シャワーで全身を軽く温めてからあがります。

装具交換をしない日の入浴

いつも通り入浴し、風呂からあがった後は装具が濡れているため、タオルでよく水分をふきとります。腹部のストーマ袋と皮膚が接触する部分はなかなか湿り気がとれないため、小さいタオルなどをしばらく装具に巻いておくとよいでしょう。

湯船に入るときは、**軽く手でストーマ袋を押さえたり、ストーマ袋を2つに折りたたんでクリップでとめて入る**とよいでしょう。

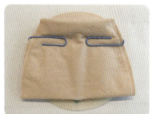

入浴のタイミング

食後は腸の動きが活発になっているため、便が多量に出てしまうことがあります。食後しばらく時間をおいてから入浴するようにしましょう。小腸ストーマの場合、排便量が減るのに食後3〜4時間程度かかります。

温泉や銭湯などの公衆浴場に入るときのポイント

ストーマを保有していても、温泉や銭湯などの公衆浴場に入ることができます。2016年に障害者差別解消法（障害を理由とする差別の解消の促進に関する法律）が施行されました（☞87ページ）。

ポイントとして、温泉や銭湯などに入る場合、入浴用の小さなストーマ袋を利用するか、使用中の装具を目立たないように小さく折って、クリップや肌色テープなどで固定し、タオルで前を隠すように入るとよいでしょう。単色より柄物のタオルのほうが目立ちにくいです。

周囲の目が気になる場合は、壁側に座る、人の少ない時間帯に入浴するといった工夫をしたり、温泉などでは部屋ごとに家族風呂が設置されている旅館を利用してもよいでしょう。

衣服

　ストーマを圧迫したり、こすらなければ、今までどおりの服装で問題ありません。お腹まわりに手が入るゆとりがあれば、着物やジーンズを着ることもできます。ベルトがストーマにあたってしまう場合はサスペンダーを利用しましょう。どんな服でも、次第に上手に着こなせるようになりますので、安心しておしゃれを楽しみましょう。

汗によるかぶれを予防する

　常にストーマ袋が直接皮膚に触れていると汗をかきやすく、皮膚が蒸れてかぶれることがあります。汗を吸収させて皮膚が湿らないように下記のような工夫をします。

- 水分を吸収しやすい素材でつくられたカバーを使用して汗を吸収させます。ストーマ装具の代理店やインターネットで購入できるほか、タオルやハンカチに穴を開けてストーマ袋と皮膚の間にあてるなど、自作して対応することも可能です。

睡眠

就寝前にトイレで排泄物を出してストーマ袋を空にします。

大腸ストーマ

　一般に夜中から明け方にかけて睡眠中は副交感神経が優位に働きます。副交感神経は、腸の動きを活発にしますので明け方から便が出てくる場合が多いです。

　腸炎などで下痢をしている場合は、いつもよりも便の量が多くなるので気をつけましょう。便の出る時間は人それぞれですので、自分のタイミングを把握しておくと安心して1日を過ごせます。

小腸ストーマ

　水分摂取後は、2時間でストーマから排泄されますので、就寝2時間前に食事や水分摂取を終わらせておくとよいです。

　夜中も少しずつ便がたまるので、6〜7時間以上の睡眠をとる場合は、夜中に一度トイレに起きてストーマ袋を空にすると破裂の心配がないので安心です。

　また、水様便の場合は、高分子吸収体をストーマ袋の中に入れ、便をゼリー状（有形化）にして管理することもできます。

尿路ストーマ

　尿路ストーマでは、夜間ぐっすり休みたい場合や、仕事中や

旅行の移動中など頻繁にトイレに行けない場合、蓄尿袋という容量の大きい袋をストーマ袋につなぐことで、長時間、尿をためておくことが可能です。夜間用で容量は 2L あります。

　就寝中は、ストーマ袋と蓄尿袋を接続し、蓄尿袋に流します。

　万が一、スムーズに尿が蓄尿袋に流れずに破裂するほどの圧力がストーマにかかった場合は、尿が腎臓に逆流し腎盂腎炎の原因となることもあります。

快適な睡眠のための工夫

　寝返りをうってもストーマ袋と蓄尿袋が引っ張られたり、ねじれないような工夫をします。

　蓄尿袋に尿をスムーズに流すようにすることで、昼間の漏れの予防にもなります。

◆ ひっぱられない工夫

　パジャマの膝上に穴をあけてチューブを出して養生テープなどで固定する。

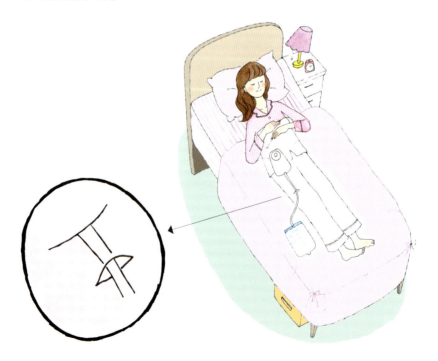

◆ ねじれない工夫

　ストーマ袋と畜尿袋の接続部がねじれやすい構造になっているため、ねじれ予防に接続部を養生テープなどで固定する工夫をすると安心して眠れます。

　マジックテープで接続部を固定する専用のストーマ袋（ねじれナイト）があります。

ひっぱられない工夫

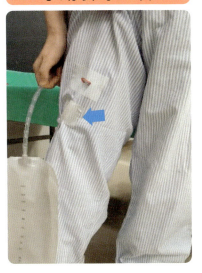

パジャマの膝上に穴をあけて、チューブを出して養生テープで固定する

ねじれない工夫

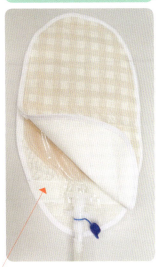

「ねじれナイト」では、マジックテープで接続部を固定でき、チューブがねじれず、安心

ポイント!
管がねじれて尿が袋内に溜まらないような工夫をします。
矢印のようにパジャマのひざ上10cmを切り、穴から管を出し、養生テープなどでパジャマに固定します。

パート3 ● 快適な日常生活を過ごすために

通勤・通学

退院してどのくらいで会社や学校に復帰するかは、個人差があります。無理せずあせらず、ゆっくりと体力・精神力の回復に努めましょう。まずは日常生活でできることからはじめ、散歩程度の運動が楽に行えるようになったら、電車やバスなどの交通機関を利用して外出するなど、少しずつ体を慣らしていきます。通勤・通学を再開する前に、出勤・通学時間に合わせて勤務先や学校まで行ってみるのもよいでしょう。

社会復帰の前に必要な打ち合わせ

不意に漏れた場合を想定して、予備の装具を設置したり、装具交換の場所を確認・確保しておきましょう。

復帰前に会社の担当者や担任の先生に、ストーマ管理についての打ち合わせをしておくことが大切です。必要によっては、地域の医療者と連携をとる場合もあります。

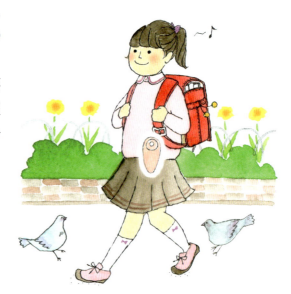

旅行

旅行の計画と準備

　日本中、世界中どこにでも行けます。最初は日帰りや1泊旅行から開始し、自信がついたら期間を延ばしてみましょう。旅行の出発前には、以下のポイントをチェックしておきましょう。

● 旅行中に交換する予定回数よりも2～3枚多めに装具を準備しておきましょう。
● 電車や飛行機の席は、トイレに近い席を確保しておきましょう。飛行機の場合、身体障害者手帳の提示や、ストーマ保有者であることを説明すると、優先的にトイレの近くの座席や、足が伸ばせる座席を選ぶことも可能です。
● 行程を把握し、排泄処理を行うポイント（場所・時間）を決めておきましょう。

飛行機に乗る

　飛行機に乗る際には、以下のことに注意しておきましょう。

● 旅行中に交換する回数よりも多めに装具を準備し、スーツケースと機内持込のバックに交換用具一式を入れます。スーツケースに装具を詰める場合は、破損しないように購入時の箱のままか、つぶれない箱に入れます。
● 機内持込用には、濡れティッシュやビニールテープ、ビニー

ル袋も忘れずに。緊急時、トイレの中でも交換できる準備
をしておきましょう。

● はさみは機内持込のバッグに入れておくと没収されてしま
います。スーツケースに入れましょう。

● 離陸・着陸時には、必ずトイレに行き排泄物を捨てておき
ます。

● 機内のトイレで排泄物のにおいが気になる場合は、消臭ス
プレー（においを分解するタイプ）を持参します。

ホテル、現地で

交換後の装具はビニール扱いで廃棄することができますが、
ホテルでは汚物入れボックスに入れるとよいでしょう。この際、
不透明なビニール袋、チャックつきビニール袋、新聞紙などに
くるんで捨てるとにおいが漏れません。

海外旅行で役立つ英会話

覚えておきたい英単語

ストーマ…………stoma　ストゥマ
大腸ストーマ……colostomy　コラストミィ
小腸ストーマ……ileostomy　イラストミィ
尿路ストーマ……urostomy　ウラストミィ
面板………………wafer　ウェファ
ストーマ袋………pouch　パウチ
トイレ……………restroom　レストルーム
病院………………hospital　ホスピタル
保険会社…………insurance agent　インシュランス　エイジェント

※ カタカナの色文字はアクセントです。

080　● 　パート3　快適な日常生活を過ごすために

海外旅行時の注意

　ストーマ保有者の会は世界各国にあります。海外旅行先で何かトラブルを生じた時に相談できるように、行き先の国際オストミー協会の連絡先を確認しておくと安心です。

　海外でも、日本での生活と同じように装具交換を行いますが、地域によっては衛生面がわるい場合があるので、洗腸を行っている方については、ミネラルウォーターの使用をお勧めしています。

　海外旅行の際に、携帯すると便利な**海外旅行時用携帯カード**をつけました（☞ 131 ページ）。**切り取って利用してください。**

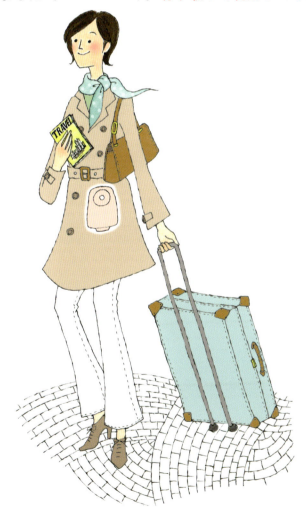

外出

外出先で不意に漏れたときの対応

　外出先で不意に排泄物が漏れると慌ててしまいます。不意の漏れに対応できるように、交換用の装具一式を携帯して出かけるようにすると安心です。

　外出先での装具交換は、手早く行えるように手順を工夫しておきましょう。はくり剤や石けん、お湯などはなかなか使えないので、濡れティッシュで簡単にふき、ペーパータオルで皮膚のしめり気をとる程度でけっこうです。

　袋の中の排泄物をトイレに流し、交換し終わった装具は不透明なビニール袋に入れてからチャックつきビニール袋に入れ、においや排泄物の漏れを防ぎます。男性の場合、汚物入れのあるトイレはほとんどありませんので、そのまま自宅に持ち帰って捨てましょう。

◆ 外出用の交換装具一式

①予備の装具一式（面板の孔は開けておく）
②不透明なビニール袋
③チャックつき袋
④アルコールを含まない濡れティッシュ
⑤使い捨て不織布（リードクッキングペーパーなど）

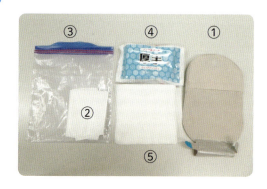

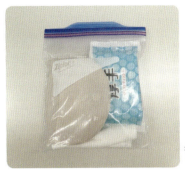

＊交換装具一式をチャックつき袋に
まとめておくとよい

オストメイト対応トイレ

オストメイト対応トイレには、汚物流し台、手荷物用フック、シャワー、汚物入れなどの設備が整っており、公共交通機関の施設構内、官公庁施設、デパート、ショッピングセンター、美術館、図書館、道の駅、空港、高速道路パーキングエリア、病院などに設置されています。トイレの入口には、オストメイトマークが表示してあります。

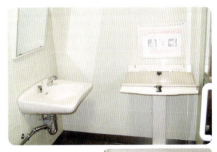

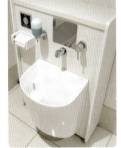

オストメイト対応トイレと
オストメイト対応トイレのマーク

通常のトイレの数倍のスペースがあり、ストーマ造設者の方はもちろんのこと、車椅子、高齢者、妊産婦、乳幼児づれなどさまざまな方が使用できる「多機能トイレ」「多目的トイレ」として提供されています。においを気にせずゆっくりと装具交換をすることができるため、外出時の強い味方となります。

全国のオストメイト対応トイレの設置場所（☞100ページ）

自動車に乗るときのポイント

自動車に乗ったとき、シートベルトがストーマにあたって気になることがありますが、シートベルト着用は法律で義務づけられているので、シートベルトがストーマを圧迫しないように注意して着用します。**心配な方は、たたんだタオルをストーマの上にあてておきましょう。**

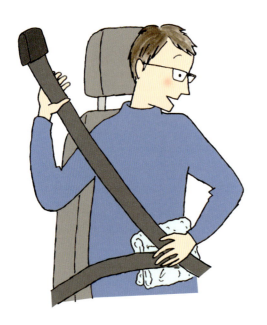

尿路ストーマの場合、高速道路の渋滞などでトイレに行けず、袋に尿がたまりすぎてしまい、漏れや破裂の原因になることがあります。お茶などが入っていた空のペットボトルに排泄し、サービスエリアなどのトイレに捨てる工夫もできます。

レッグバッグ

日中トイレに行けない場合は、レッグバッグという袋を専用バンドで巻きつけて尿をためておくことができます。容量は350〜900mL程度まであり、用途に合わせて選択できます。

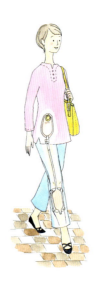

装具の購入・保管

代理店選びのポイント

　装具は、手術を受けた病院が紹介する代理店で購入できます。引越した場合は、引越し先の役所の福祉課で紹介してもらえます。代理店は福祉制度の指定業者で全メーカーを取り扱っているところ、通信販売に対応してくれるところが便利です。

面板は熱に弱い

　購入した装具は、高温多湿を避けて保管しましょう。面板の皮膚保護剤は、熱に弱く変形しやすい性質があります。ホットカーペットやファンヒーター、ガスストーブなどの前に数十分置きっぱなしにしておくと変形してしまいます。面板をコタツに入れて温めていて、いざ使うときに皮膚保護剤が溶けて変形してしまった失敗例もあります。また、夏場に、車の中に予備の装具を置いたままにしていたために、駐車中の車内の高温状態で皮膚保護剤が変形したケースもあります。

　ただし、熱に弱いからといって冷蔵庫に保管する必要はありません。常温で直射日光があたらない部屋やクローゼット、押し入れなどが、保管に適しています。

買いだめはほどほどに

　給付券に合わせて装具は 3 ～ 4 か月分程度であれば買いだめしてもかまいません。ただし品質管理上、ほとんどのメーカーの装具が購入後 1 年以内の使用を勧めています。

　購入時の箱で保管しておくと箱に品質保証期間が表示されているので便利です。また、装具の面板や皮膚保護剤の変形や破損を防ぐ意味でも、箱のまま保管することをお勧めします。

ポイント!

体型が変化する時期は、装具が変わる可能性があるため購入する量に気をつける。

例えば、こんな時期は要注意
・体重の増減があるとき（手術後、化学療法や放射線治療中など）
・腹水がたまるとき

このほか、加齢とともに体型も変化する。

運動

　健康を維持していくためにも、適度な運動をお勧めします。最初はラジオ体操や散歩などの軽い運動から始め、徐々にウォーキングなどに運動量を上げていくとよいでしょう。

　手術前から運動を行っていた方は、体力に自信がついたらそれまで行っていた運動を再開してみてください。ただし、格闘技などの人と激しくぶつかるスポーツや、腹圧が過剰にかかるウエイトトレーニングは、ストーマのトラブルを起こしやすくなるので避けましょう。

　運動によって多量に汗をかいた場合は、面板の粘着力が低下しはがれやすくなっているため、通常よりも早めに装具交換をしましょう。

水泳の際の注意点

　ストーマを保有していても、水泳は可能です。装具の工夫は

オストメイトのためのお手軽体操

コロプラスト株式会社ホームページに、(株)THF代表取締役社長田中喜代次(筑波大学名誉教授)監修、大月直美健康運動指導士考案のオストメイトのための体操の動画が紹介されています。
QRコードからwebサイトにアクセスしてみましょう。

骨盤底筋群を鍛える運動

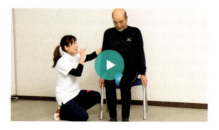

入浴時（☞72ページ）と同じです。排泄物の処理を済ませたあと、袋を小さくたたむか、二品系装具の場合は入浴用のストーマ袋を利用しましょう。

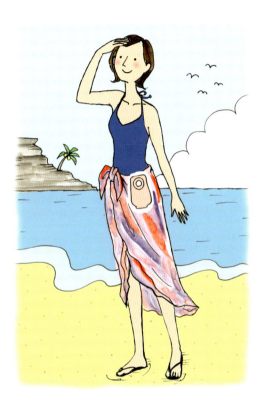

◆ 女性の場合

　海水浴や避暑地のプールなどでは、**大きな柄ものやワンピースタイプのものを選ぶか、パレオ（水着の上から腰に巻くもの）を利用する**と腹部が目立たず、リゾート気分も高まります。

　運動目的でプールに通う場合は、**少し厚めの生地で前開きのセパレートタイプ（上下が分かれているもの）のものを選ぶ**と排泄処理も行いやすく、腹部も目立ちません。

◆ 男性の場合

　腰丈や股上丈の長いものや、トランクスタイプの水着を選ぶと、装具が目立ちません。

パート3 ● 快適な日常生活を過ごすために

障害者差別解消法

　2016年4月に障害者差別解消法（障害を理由とする差別の解消の促進に関する法律）が施行されました。障害のある人に対して不当な差別的取り扱いを禁止し、「合理的配慮」を提供することが役所や企業、民間事業者に義務づけられました。

　ストーマ保有者が公衆浴場などで入浴拒否されるニュースを聞いたことがあるかもしれません。このような行為は違法にあたります。

性生活

　ストーマをつくったあとも、性生活を営むことは可能です。

　性生活の際には、マナーとして事前に排泄物を処理し、新しい装具に交換しておきます。排泄物が見えない不透明な袋や、目立たない小さな袋などに変更したり、かわいいデザインや、肌触りのよい生地のカバーをストーマ袋にかけてみるのもよいでしょう。

　雰囲気のある照明や音楽などを流し、環境を工夫したり、パートナーとの精神的な結びつきを高めるために、日ごろからコミュニケーションをとっておくことも重要です。

◆ **男性の注意**

　膀胱や直腸の手術後に勃起障害や射精障害などの性機能障害が残る場合があります。体調が落ち着いたら主治医に相談し、専門の泌尿器外来にかかるとよいでしょう。

◆ **女性の注意**

　術後に、開脚困難、性交痛、分泌物の低下等が起こる場合があります。ひとりで悩まずに主治医や、ストーマケアを専門とするナースに相談してみましょう。また、術後しばらくの間は性交および妊娠・出産を控えたほうがよい場合もあるため、医師に性生活を開始してもよい時期を確認しておきましょう。

災害時の備え

　2011年3月11日の東日本大震災では、ストーマ装具の支援物資が被災された方の手元に届くまでにある程度の時間がかかりました。今後も大規模な震災が予測されるなか、「同様の規模の震災は必ずやってくる」という気持ちで準備しておく必要があります。

災害にあったとき、まずすべきこと

　災害に遭った際にどこに連絡をしたらよいかは事前に調べておきましょう。災害にあったときは、公益社団法人日本オストミー協会や居住地の福祉事務所に救助を依頼できます。被災後、水や食べ物などの支援物資が届くようになったら、ストーマ装具の支援をしてもらえるよう、積極的に依頼をしましょう。

（参考）公益社団法人日本オストミー協会「オストメイトの災害対策」
http://www.joa-net.org/contents/-オストメイトの災害対策/html

災害時の備え

　災害の規模によって異なりますが、ライフラインが復旧し装具の給付が始まるまでの期間を1か月と考え、ストーマ用品一式と交換用装具1か月分（装具10セットが目安です）を持ち運びしやすい形にして準備しておきます。

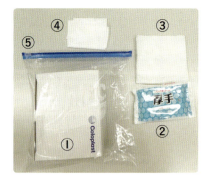

緊急避難用のセット

①装具：10セット
（面板はすぐに使えるように孔を開けておきます）
②ウェットティッシュ
③キッチンペーパー
④不透明な
　ビニール袋：数枚
⑤チャックつき袋：数枚

ポイント！ 装具は水に濡れてしまわないように、製品の箱ごとチャックつき袋にまとめて保管する。チャックつき袋は、防臭・防水機能があるものを選ぶ。

◆ 避難場所でのストーマケア

　密集する避難場所で装具交換を行う場合、使用済みの装具を防水と防臭効果のあるチャックつき袋に入れて捨てると、においが出にくいため周囲の目が気になりません。

　避難所等では水や石けんがすぐに使えず、交換時に皮膚を洗うことができないことも少なくありません。その場合は、ウェットティッシュで皮膚をふく程度の簡単なケアで過ごします。

◆ 日ごろから災害に備える

　避難用の物資は「ライフラインが復旧し支援物資が届くまで」の準備と考えましょう。被災状況によって避難用物資が取り出せない、ということがないように、保管場所は複数にしておくとより安心です。年に一度は保管した装具を点検し、新しいものに替えておきましょう。

　また、普段の日常生活から、緊急時用として2〜3セットの装具を持って出かけるようにしておくと、急な災害時にも安

心です。加えて、自宅だけでなく、職場（学校）にも準備しておくとよいでしょう。

◆ ストーマの種類と装具情報を携帯しておく

ストーマの種類やサイズ、使用装具の会社名、製品番号、製品名、日本オストミー協会、代理店の連絡先などの情報をメモし、複数の場所に保管したり、財布に入れるなど、常に携帯しておきましょう（☞ 129 ページに、オリジナルの災害用携帯カードをつけました。切り取って利用してください）。

日本オストミー協会では、被災された方に対して、緊急時のストーマ装具を無料提供（災害発生から約 1 か月間）します。対象は災害救助法適応市区町村の被災ストーマ保有者で、ストーマ装具の持ち出しや入手が困難な在宅療養者や、病院等の施設の入所者です。実際の給付は、各自治体やストーマ装具販売業者から受けます。

もちろん被災中ですので、必ずしも使用している装具がすぐに入手できるとはかぎりませんが、正確な装具情報があると、同じようなタイプの装具を給付してもらいやすくなります。

災害時は洗腸を行えない

洗腸（☞ 62 ページ）を行っている人は、災害時には洗腸を行えなくなることが考えられますので、自然排便法の準備をしておきましょう。何年も装具を使用していない方は、専門外来で装具選択をしてもらう必要があります。

福祉制度

　ストーマ保有者は、各種の福祉サービスを利用することが可能です。自分が利用できるサービスを確認しておきましょう

身体障害者手帳の活用

　身体障害者手帳の交付を受けると、さまざまな福祉サービスを受けることができたり、障害年金が支給される場合もあります。以下に、その申請方法と、サービスの概要を紹介します。

◆ 身体障害者手帳の申請・交付

　申請窓口は、現住所地の市の福祉事務所、または町村の保健福祉課です。窓口で「身体障害者手帳申請書」を、判定資格をもつ指定医による「診断書・意見書」とともに提出します（主治医が指定医でない場合は、窓口で指定医を紹介してもらうことができます）。

　申請に基づき、障害が認定されると、障害名と障害程度の等級が記載された身体障害者手帳が交付されます。申請から交付までは、1～3か月かかります。なお、障害認定の対象となるのは、排尿・排便のための機能をもち、永久的に造設されたストーマです。

◆ ストーマをもつ人の身体障害の等級

　身体障害の内部障害（肢体不自由以外の、身体の内部の障害）の等級は数字が小さいほど重度です。ストーマ（消化器または尿路）

092　　●　　パート3　快適な日常生活を過ごすために

1つで4級、消化器ストーマと尿路ストーマを併せ持つ場合は3級、さらに障害を併せもつ場合は1級に認定されます。

　4級、3級および1級の認定条件は以下のとおりです。

　各級とも、いずれか1つの項目に該当すれば、認定の対象となります。

ストーマをもつ人の身体障害の等級

4級
①腸管、または尿路変更のストーマをもつもの。
②治療困難な腸瘻（注1）があるもの。
③高度の排尿機能障害（注2）、または排便機能障害（注3）があるもの。

3級
①腸管のストーマに、尿路変更のストーマを併せもつもの。
②腸管のストーマをもち、かつ、ストーマにおける排尿・排便処理が著しく困難な状態（注4）であるか、高度の排尿機能障害（注2）があるもの。
③尿路変更のストーマに、治療困難な腸瘻（注1）を併せもつもの。
④尿路変更のストーマをもち、かつ、ストーマにおける排尿・排便処理が著しく困難な状態（注4）であるか、高度の排便機能障害（注3）を併せもつもの。
⑤治療困難な腸瘻（注1）があり、腸瘻における腸内容の排泄処理が著しく困難な状態（注5）か、高度の排尿機能障害（注2）があるもの。

1級
①腸管のストーマに尿路変更のストーマを併せもち、かつ、いずれかのストーマにおいて、排尿・排便処理が著しく困難な状態（注4）があるもの。

②腸管のストーマをもち、かつ、ストーマにおける排尿・排便処理が著しく困難な状態（注4）で、かつ高度の排尿機能障害（注2）があるもの。

③尿路変更のストーマに治療困難な腸瘻（注1）を併せもち、かつ、ストーマにおける排尿・排便処理が著しく困難な状態（注4）であるか、腸瘻における腸内容の排泄処理が著しく困難な状態（注5）があるもの。

④尿路変更のストーマをもち、ストーマにおける排尿・排便処理が著しく困難な状態（注4）で、さらに高度の排便機能障害（注3）を併せもつもの。

⑤治療困難な腸瘻（注1）があり、腸瘻における腸内容の排泄処理が著しく困難な状態（注5）で、さらに高度の排尿機能障害（注2）があるもの。

注1）治療困難な腸瘻とは、腸管の放射線障害等によって、ストーマ造設箇所以外の瘻孔から腸内容の大部分の漏れがあり、手術等によって閉じる見込みがない状態のもの

注2）高度の排尿機能障害とは、先天性疾患による神経障害、あるいは直腸の手術や自然排尿型代用膀胱による神経因性膀胱により、カテーテルの留置か自己導尿の常時施行が必要な状態

注3）高度な排便機能障害とは、先天性鎖肛以外の先天性疾患による神経障害、または先天性鎖肛に対する肛門形成術または小腸肛門吻合術により、以下（ア）（イ）のいずれかに該当する場合。
　（ア）完全便失禁を伴い、治療によって軽快の見込みのない肛門周辺の皮膚の著しいびらんがある状態。
　（イ）1週間に2回以上の定期的用手摘便を要する高度な便秘を伴う状態

注4）ストーマにおける排尿・排便処理が著しく困難な状態とは、治療によってよくなる見込みのないストーマ周辺の皮膚の著しいびらん、ストーマの変形、または不適切な箇所にストーマを造設したことによって、長期にわたるストーマ用装具の装着が困難な状態

注5）腸瘻における腸内容の排泄処理が著しく困難な場合とは、腸瘻においてストーマ用装具等による腸内容の処理が不可能なため、軽快の見込みのない腸瘻周辺の著しいびらんがある状態のもの

◆ 身体障害者手帳によって受けられる福祉サービス

　身体障害者手帳を提示すると、ストーマ装具等を購入する際に援助が受けられたり、公共運賃が割引になったり、税金も減

免されます。自治体によって、詳細が異なったり、独自のサービスを提供しているところもありますので、詳しくは、各自治体の窓口にお尋ねください。

身体障害者手帳によって受けられる福祉サービス

ストーマ装具・ストーマ用品・洗腸用具の給付

市町村の申請窓口（現住所地の福祉事務所、保健福祉課等）に身体障害者手帳と印鑑を持参し、給付申請をすると、日常生活用具費支給券が交付されます。これにより、装具販売業者からストーマ装具、ストーマ用品、洗腸用具を購入できます。

給付は設定された基準額の範囲内（基準額を超えて購入する分は自己負担）で、多くの市町村では1割の自己負担を課しています。

公共運賃・料金の割引

JRと私鉄の運賃は、片道101km以上乗車する場合、乗車券購入時に身体障害者手帳を提示することにより、運賃が5割引になります。また、航空会社や路線によって率が異なりますが、国内航空券も、運賃が割引になります。

有料道路の通行料金も割引になります。ただし、割引には有効期限があり、そのたびに必ず更新手続をする必要があります。

バスや地下鉄などは、乗車時に身体障害者手帳を提示すれば、都道府県により異なりますが、無料か5割引になります。タクシーは多くの場合、手帳の提示で1割引となります。

そのほか、美術館、博物館、公立の公園等の一部で、手帳の提示によって、入場料が割引または、無料になるケースがあったり、携帯電話の基本使用料や付加機能使用料の割引があります。

税金の減免

確定申告、または給与所得申告の際に控除申告をすれば、所得税・住民税の税額から障害者控除が受けられます。

また、ストーマ装具購入費用は、所定の様式による、医師のストーマ装具使用証明書と領収書があれば、確定申告時に所得税課税額から医療費控除を受けることができます。自動車税、自動車取得税、軽自動車税、軽自動車取得税の減免がある自治体もありますので、各自

治体の窓口か、県税事務所へ問い合わせてください。また、預貯金利子の非課税などについても、郵便局・銀行に確認してください。

障害等級3級以上の場合

障害等級3級以上には、以下のようなサービスがあります。
① 65歳から老人保健医療を受給できます。
② JR・私鉄の運賃・急行料金が、介護者同伴の場合、本人および介護者とも距離に関係なく5割引となります。
③ 国内航空運賃は、同伴の介護者についても本人と同額の割引があります。
④ 自動車税、自動車取得税、軽自動車税、軽自動車取得税の減免があります。
⑤ 駐車禁止除外標章の交付がありますので、地元の警察署でご確認ください。

障害年金の給付

一定の受給要件を満たしたストーマ造設の身体障害者に対して、国から障害年金が支給されます。

障害年金には、障害基礎年金と障害厚生年金があり、障害年金のほかに、老齢厚生年金など他の年金を受ける権利が生じた際には、どちらか一方を選択することになります。厚生年金加入者は社会保険事務所の年金課、国民年金加入者は市町村の国民年金課が申請窓口です。

介護保険制度の活用

介護保険制度を利用すると、高齢や病気により、装具交換が自分でできなくなった場合に、訪問看護師による自宅での装具交換サービスが受けられます。訪問看護サービスの利用額は、要介護度（要支援1～2または要介護1～5）によって異なります。自己負担額は原則1割です。相談窓口は、市区町村の介護保険課か、地域包括支援センターです。

◆ 訪問看護の活用

　訪問看護とは、看護師や保健師、理学療法士、作業療法士などが自宅で闘病や療養をしている方の居宅を訪問し、日常生活のお世話（入浴、食事、排泄の介助や指導、リハビリテーションなど）や必要な診療の補助を行うサービスです。医療保険、介護保険のどちらでも利用できます。相談窓口は、市区町村の福祉事務所です。

相談窓口・患者会

患者会

　地域や性別によって、大小さまざまな会があります。お近くの患者会に連絡をとってみましょう。

▶公益社団法人日本オストミー協会（JOA 本部）
　ストーマ保有者のための会です。各都道府県支部は、災害時の対応拠点となりますので、居住地の支部を確認しておきましょう。
　〒 124-0023　東京都葛飾区東新小岩 1-1-1 トラスト新小岩 901
　TEL（03）5670-7681　FAX（03）5670-7682
　http://www.joa-net.org/

▶ IBD ネットワーク
　炎症性腸疾患の方のための会です。
　〒 062 − 0933
　札幌市豊平区平岸 3 条 5 丁目 7-20 りんご公園ハウス 308 号
　IBD 会館内 IBD ネットワーク宛
　http://www.ibdnetwork.org/

▶ブーケ（若い女性オストメイトの会）
　若い年代の女性オストメイトの会です。
　http://www.bouquet-v.com/

▶国際オストミー協会（International Ostomy Association）
　海外旅行などの際に活用できます。
　http://www.ostomyinternational.org/

ストーマ外来

合併症など、ストーマの症状で気になることがあったときには専門外来に相談しましょう。

▶**日本創傷・オストミー・失禁管理学会**

日本全国のストーマ外来を設置する病院は、「日本創傷・オストミー・失禁管理学会」ホームページの「ストーマ外来リスト」から検索できます。

http://www.jwocm.org/public/stoma/stomacare/clinic.php

・ストーマ外来の開催曜日、対象（成人、小児など）、予約の要否、他院患者の受け入れの可否などについては、各病院にお問い合わせください。

ストーマ装具メーカー

ストーマ装具でわからないことがあれば、各メーカーのお客様相談窓口に連絡しましょう。

▶**アルケア株式会社**

〒130-0013
東京都墨田区錦糸1-2-1 アルカセントラル19階
電話：0120-770-175（お客様相談室）
FAX：03-5608-5575
E-mail：info@alcare.co.jp
http://www.alcare.co.jp

▶**イーキンジャパン株式会社**

〒107-0052
東京都港区赤坂5-4-12 TGA AKASAKA 6F
電話：0120-983-280
FAX: 03-6229-3831
E-mail: mail@eakin.co.jp
http://www.eakin.co.jp

▶コロプラスト株式会社
〒102-0074
東京都千代田区九段南 2-1-30
イタリア文化会館ビル 11F
電話：0120-664-469
FAX: 03-3514-4188
E-mail: consumercarejp@coloplast.com
http://www.coloplast.co.jp

▶コンバテック ジャパン株式会社
〒106-0032
東京都港区六本木 1 丁目 8 番 7 号
MFPR 六本木麻布台 5 階
電話：0120-532384
FAX: 03-5545-8045
E-mail: cvtsodan.japan@convatec.com
http://www.convatec.co.jp/

▶ダンサック事業部
〒140-0002
東京都品川区東品川 2-2-8
スフィアタワー天王洲 21 階
電話：0120-977-138
FAX: 03-6711-2861
E-mail: info@dansac.jp
http://www.dansac.jp/

▶株式会社ホリスター
〒140-0002
東京都品川区東品川 2-2-8
スフィアタワー天王洲 21 階
電話：0120-032-950
FAX:03-6711-2861
http://www.hollister.co.jp/

オストメイト対応トイレの設置場所

全国のオストメイト対応トイレの設置場所は、以下から検索できます。
- **オストメイトJP**　http://www.ostomate.jp/
- **オストメイトなび**
下記のQRコードを読み込んでアプリをダウンロードすると、オストメイト対応トイレが検索できます。

アンドロイド

アイフォン

ヘルプマークをご存知ですか?

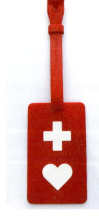

　外見からは分からなくても、援助や配慮を必要としている方々〔義足や人工関節を使用している方、内部障害（人工肛門・人工膀胱）や難病の方、妊娠初期の方〕が、援助を得られやすいように作成されたマークです。

　ヘルプマークがあると、オストメイト対応トイレ（☞83ページ）も安心して使用できます。

　ヘルプマークは、申し出により配布されます。お住まいの市区町村の窓口にお問い合わせください。

　東京都では、都営地下鉄駅務室（一部の駅を除く）や都立病院などで配布しています。

100　●　パート3　快適な日常生活を過ごすために

パート **4**

それは
合併症かも?

ストーマとともに過ごす生活が長期間に及ぶと、
さまざまな問題（合併症）が生じることがあります。
ストーマの合併症には、本人や家族が対応できるものから、
病院のストーマ外来を受診すべきものまで、さまざまです。
また、ストーマの種類によって、
起こりやすいもの・起こりにくいものがあります。
ここでは、その見極めと対応方法について解説します。

合併症とは

　合併症とは、ストーマや周囲の皮膚に異常が生じることをいいます。日常のケアに支障が出たり、場合によっては再手術が必要となるケースもありますので、注意が必要です。合併症には手術後の早い段階に起こるものと、退院後の長い年月のなかで起こるものとがあります。ここでは、退院後の長い年月のなかで起こる合併症への対応を中心に解説します。

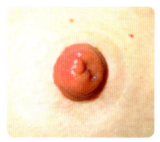

トラブルのないストーマ

　トラブルのないストーマは、皮膚障害がなく、ストーマ粘膜もきれいなピンク色をしています。長い年月のなかで、周囲の皮膚やストーマ粘膜にさまざまな合併症が生じると、ストーマのお手入れや生活に負担が生じてしまいますので、**「ちょっと変かな？」と思ったら早めの受診や、対応**が必要です。

皮膚のトラブル①
ストーマ周囲

ストーマ周囲のトラブル

◆ 皮膚のかぶれ（びらん）

排泄物が付着したままになっていたり、面板が肌に合っていないと、ストーマ周囲の皮膚が炎症を起こしてしまうことがあります。かゆみや痛みがあったり、面板が貼りにくくなるなど、日々のお手入れに支障をきたします。

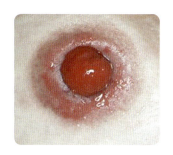

◆ ふやけ（浸軟）

排泄物などが長時間ついたままになっていると、皮膚がふやけてしまうことがあります。**尿路ストーマでよく起こる合併症**です。ふやけている状態では皮膚の機能が失われつつあるため、ちょっとしたことで傷ついたり、感染によるかぶれが起きやすくなります。

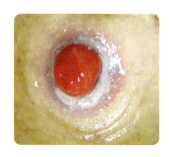

ストーマの周囲はかぶれやすい

ストーマ周囲の皮膚のなかでもっともかぶれやすいのはストーマ周囲1cmぐらいの部分です。

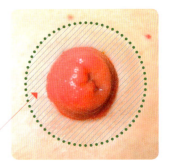

ストーマ周囲1cm

排泄物によるかぶれ

ストーマ周囲の皮膚のかぶれにはさまざまな原因があります。原因を明らかにしたうえでそれを取り除くことが、すでに生じているかぶれを治したり、予防することにつながります。

原因のなかでいちばん多いのは、排泄物（便や尿）がストーマ周囲の皮膚に長時間付着することによるものです。

小腸ストーマがもっともかぶれやすい

ストーマの種類によって、排泄物による皮膚のかぶれの起こりやすさは異なります。

- 消化器ストーマでは、小腸ストーマがもっともかぶれやすい。
- 結腸ストーマは、肛門よりも口側に近い位置のストーマほどかぶれやすい（S状結腸ストーマよりも横行結腸ストーマのほうがかぶれやすい）。

これは、口側に近い位置のストーマのほうが、排泄物により多くの消化酵素が含まれているためです。

消化酵素の多い小腸ストーマの場合、1日でも皮膚に便が付着したまま過ごすと、ストーマ周囲の皮膚が真っ赤にただれてしまい、ひどい場合は潰瘍になってしまうこともあります。こうした急性の皮膚障害では、すぐに受診が必要です。また、下

痢をしているときも便に消化酵素が含まれやすく、また大量に水様便が出ると、便が皮膚につきやすいため、普段よりもかぶれやすくなります。

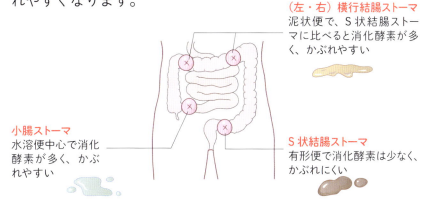

小腸ストーマ
水溶便中心で消化酵素が多く、かぶれやすい

（左・右）横行結腸ストーマ
泥状便で、S状結腸ストーマに比べると消化酵素が多く、かぶれやすい

S状結腸ストーマ
有形便で消化酵素は少なく、かぶれにくい

皮膚のかぶれを放置していると……

　急性の皮膚障害（かぶれ、浸軟など）が起きたとき、治療や予防をせずに放置していると、皮膚の色が変わるなどの慢性皮膚障害となり、なかなか元の皮膚に戻りにくくなります。

　慢性の皮膚障害になると、いわば「日焼けしすぎた皮膚」と同じで、かぶれやすくなるなど、さまざまなトラブルに弱くなります。すぐには良くならないため、根気強く治療・予防に取り組む必要があります。

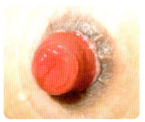

色素沈着
皮膚が黒ずんだ状態です。

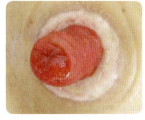

色素脱出
皮膚の色が薄くなった状態です。色素沈着よりも症状としては進んだ状態です。

排泄物によるかぶれを防ぐポイント

　排泄物によるかぶれなどの皮膚障害を防ぐには、以下のポイントに注意してください。

◆ 装具交換の間隔を確認

　皮膚保護剤は皮膚に密着するよう、適度に溶ける素材でできています。しかし長期間貼り続けていると溶けすぎてしまい、かえって皮膚と面板の間にすき間ができてしまうことがあります。その結果、ストーマの周囲に排泄物がたまり、皮膚を守れなくなってしまうことがあります。各メーカーによって交換日数の目安が提示されていますので、それを参考に適正なペースでの交換を心がけてください。

　皮膚保護剤は交換時に5mm程度溶けているぐらいが普通です。交換の際に、皮膚保護剤が1cm以上溶けていたら、交換の間隔が長すぎます。

　適正とされる交換間隔でも皮膚保護剤が溶けすぎてしまう場合は、装具の交換の際に練状皮膚保護剤を多めに足しましょう。

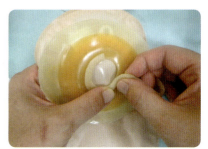
溶けが多い場合は練状皮膚保護剤を足しましょう

◆ 装具を貼るときは適度にしわを伸ばす

　面板を貼る際、十分に皮膚のしわを伸ばせていないと、装具が適正であってもしわに沿って便が漏れてしまうことがあります。装具交換の際にはしわができないよう、皮膚を伸ばしながら面板を貼りましょう。

　また、装具をよく見ようと前かがみになると、腹部に余計な

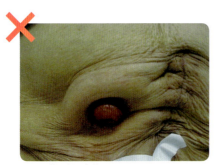
しわを伸ばさず貼ると漏れる

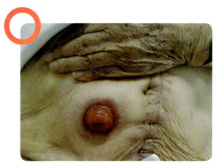
しわを伸ばして貼る

| ポイント! | しわを伸ばした手は
面板を貼るまではずさない |

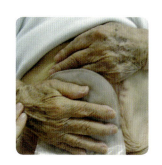

しわがよってしまったり、身体を起こしたときに、逆に皮膚が伸びすぎて突っ張ってしまうことがあります。**あまり前かがみになりすぎないように注意しましょう。**

◆ 面板の孔の大きさを調整する

面板の孔のサイズがストーマに対して大きすぎると、露出する皮膚の部分がかぶれやすくなります。逆に、面板の孔のサイズが小さすぎると、ストーマの周囲に面板がうまく密着せず、面板の下に排泄物が潜ったり、漏れの原因となります。

面板の孔の適正サイズは、ストーマ粘膜と皮膚の境目から2～3mm程度余裕のある大きさです。たとえばストーマのサイズが縦30mm、横30mmだとすると、面板の孔は35mm程度が適正です。

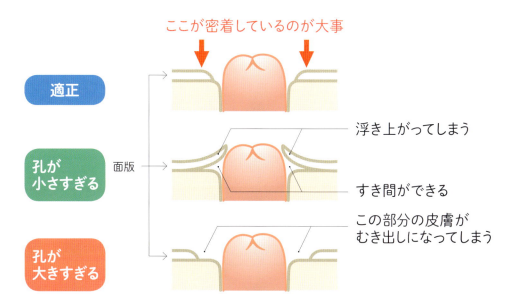

◆ 体重・体型の変化に注意

　長期間ストーマを保有している方の場合、体重の変化や年齢による体型の変化、皮膚のたるみなどのために、ストーマ周囲の皮膚にそれまでなかったしわや凹みが生じ、排泄物が付着しやすくなったり、漏れやすくなっていることがあります。

　しわや凹みが比較的浅い場合は、練状皮膚保護剤を多めに埋め込むことで対処可能ですが、しわや凹みが深い場合は、凸面型タイプの装具（☞ 33 ページ）に変えるなど、装具の変更が必要となる場合もあります。

　また、スポーツをするときや、かがみこむ姿勢をとる機会が多い方は、面板をしっかりとお腹に密着させるストーマベルト（☞ 38 ページ）も有効です。

皮膚のトラブル②
面板を貼った部分

面板を貼った部分のトラブル

◆ 面板を貼った部分に沿ったかぶれ

面板を貼った部分のかぶれの原因は、皮膚保護剤をはがす際の機械的刺激が多数を占めます。

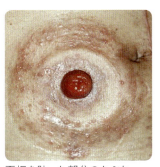
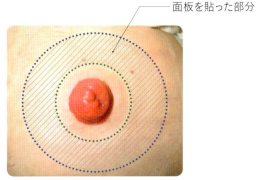

面板を貼った部分のかぶれ

面板を貼った部分

◆ 面板を貼った部分のトラブルを放置していると……

乱暴に面板をはがしたり、粘着性の強い皮膚保護剤を使い続けていると、面板を貼った部位のかぶれが慢性化し、皮膚が黒ずんできます。こうした慢性的な皮膚のかぶれが起きると、皮膚の機能が弱くなり、さらにかぶれやすくなります。

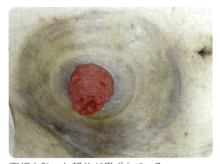

面板を貼った部分が黒ずんでいる

パート4 ● それは合併症かも?

面板を貼った部分のトラブルを防ぐポイント

◆ 肌に合った皮膚保護剤をもつ装具に変更する

　面板を貼った部分の皮膚が赤くなったり、発疹が出ている場合は、皮膚保護剤の変更を検討してください。皮膚保護剤は、使用方法を間違えると皮膚をかぶれさせる原因にもなります。皮膚保護剤の成分は各メーカーによって少しずつ異なりますので、肌に合った皮膚保護剤を選ぶことが大切です。

　皮膚保護剤は、粘着性の弱いものから強いものまで各種あります。皮膚の弱い方が粘着力の強い皮膚保護剤を使うとかぶれの原因となることがあります。

◆ 装具交換の間隔を調整する

　皮膚保護剤の粘着性は時間とともに低下します。貼ってすぐの粘着力が強い時期に装具交換を行うと、皮膚保護剤の粘着力によって皮膚を傷つけてしまい、かぶれを生じてしまうことがあります。

　また、皮膚保護剤は汗などの水分を吸収することによって皮膚の水分を一定に保ち、かぶれを防ぐ機能をもっていますが、多量に水分を吸収すると粘着力が低下します。そのため、大量に汗をかく夏は早く粘着力が低下し、汗をあまりかかず皮膚が乾燥しやすい冬では、粘着力が長もちします。季節によって、交換の間隔を微調整してください。

◆ 装具交換の方法や皮膚の洗い方を見直す

　乱暴にベリッと装具をはがしたり、ストーマの周囲をゴシゴシと強くこすって洗う機械的な刺激は皮膚を傷つけ、かぶれの原因となります。装具は、皮膚がひっぱられないように優しくゆっくりとはがしましょう。はがす刺激が強いと感じる場合は、優しくはがせるようにはくり剤（☞53ページ）を使用します。特に、皮膚の弱い方や高齢の方は、積極的に使用しましょう。

　皮膚を洗うときは、ボディブラシなどは使用せず、たっぷり

と石けんを泡立てて優しく洗います（☞ 56 ページ）。

◆ ストーマ袋にたまった排泄物はこまめに捨てる

　排泄物をためすぎると袋が重くなり、装具が皮膚をひっぱって刺激し、かぶれの原因となります。排泄物はあまりためず、定期的に捨てましょう。

皮膚のトラブル③
面板のふち

面板のふちのトラブル

◆ **テープつき皮膚保護剤による皮膚のかぶれ**

　面板の外側のかぶれは、テープ付面板やばんそうこう、医療用テープの粘着成分によるものが多数を占めます。

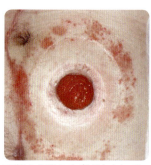

面板の外側の皮膚がかぶれています。これは、面板の外側のテープによるかぶれです。

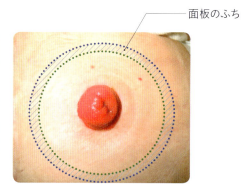

面板のふち

面板のふちのかぶれを防ぐポイント

　面板のふちのかぶれを防ぐには、以下に注意します。

◆ **ストーマ袋がストーマにこすれないようにする**

　面板の範囲の外側がかぶれている場合、ストーマ袋のビニール成分や、袋と皮膚がこすれあう刺激が原因の場合があります。直接ビニール成分が皮膚につかない不織布つきの袋に変えたり、ストーマ袋用の綿のカバーを使用するなど、工夫しましょう。特に、汗をかきやすい夏場や、もともと汗をかきやすい方

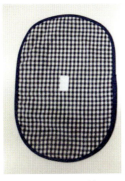 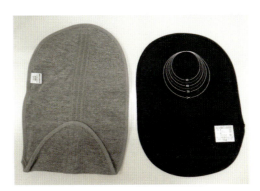

ストーマ袋用の綿のカバー　　　防臭効果のあるカバー
　　　　　　　　　　　　　　　左：㈱ミムロ　右：セーレン（株）

は、汗を吸収しやすい綿のカバーがお勧めです。防臭効果のあるカバーも販売されています。

◆ できるだけ、ばんそうこうやテープを使わない

「面板がうまく定着しないから」という理由で、ばんそうこうやテープで面板を固定している人がいます。しかし、ばんそうこうやテープには皮膚保護剤のように皮膚を保護する作用がなく、長い期間使用していると皮膚がかぶれます。できるだけばんそうこうやテープを使わず、面板の皮膚保護剤のみで管理できる装具を選択しましょう。

各メーカーで、板の厚みやかたさの異なるさまざまな装具があります。テープで押さえなくても自分のお腹に密着する板の形状を選ぶことは可能です。

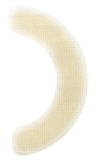 

コロプラスト㈱　　　　　　　　ソルブ㈱
ブラバ伸縮性皮膚保護テープ　　セキュプラスト ハイドロ アロエ

皮膚のトラブル④
こんなときはすぐ受診！

　ストーマ周囲の皮膚に排泄物がついたままになっているなど、管理のわるい状態が何年も続くと、ストーマの周りの皮膚にいぼができるなど、異常が生じることがあります。下記のような症状が出てしまうと、ストーマの面板が皮膚に密着できなくなり、排泄物が漏れる原因となることもあります。早めに病院に相談しましょう。

◆ 粘膜皮膚移植

　ストーマ周囲の皮膚のかぶれや潰瘍を放置していると、本来皮膚であったはずの部分がストーマと同じ、腸粘膜に置き換わってしまうことがあります。これを「粘膜皮膚移植」といいます。腸粘膜と接触した部分の皮膚保護剤は溶けてしまうため、粘膜皮膚移植が進むと、さらに排泄物が漏れやすくなります。

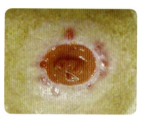
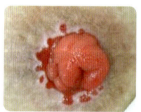

◆ 炎症性肉芽（不良肉芽）

　皮膚のかぶれが悪化すると、下の写真のような炎症を起こし、

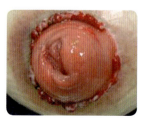
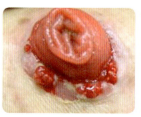
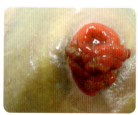

いぼのように膨らんでしまう（ポリープと呼びます）ことがあります。医師による治療が必要です。

◆ 尿結石

尿路ストーマで、ストーマ周囲についた尿を長期間放置していると、石のように固まって取れなくなることがあります。これを尿結石といいます。

右の例では、尿結石が大量についたことで、ストーマそのものが見えなくなってしまっています。

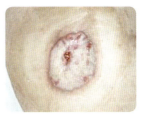

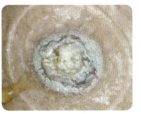

◆ 偽上皮腫性肥厚
　（ぎじょうひしゅせいひこう）

ストーマ周囲の皮膚が浸軟（ふやけた状態）を繰り返すことによって、皮膚が厚く変形します。尿路ストーマに起きやすい合併症です。皮膚の形状が大きく変わってしまうため、面板を貼ることが難しくなります。

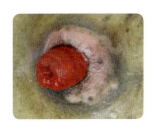

出血

ストーマからの出血

　写真のような出血が続くようであれば、受診が必要です。
　ただし、ストーマは腸の粘膜です（☞4ページ）ので、ガーゼやタオルでふいたり、軽くこする程度の軽い刺激で血がにじみ出ることがあります。これは、歯ブラシで歯ぐきをこすったときに少し血が出るのと同じです。口をゆすげば止まる程度であればそう心配ないのと同じで、ストーマの場合もすぐに血が止まる程度であれば、問題ありません。

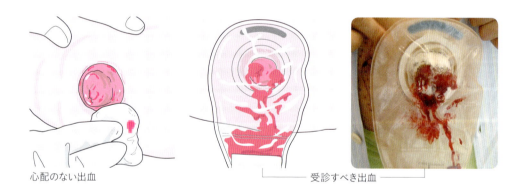

心配のない出血　　　　　　　　受診すべき出血

ストーマからの出血を防ぐポイント

　ストーマからの出血を防ぐには、以下のポイントに注意します。

◆ 面板の孔のサイズが小さすぎないか確認する
　面板の孔が小さすぎると、面板とストーマが接触してストーマが傷つき、出血することがあります。

面板の孔が小さすぎてストーマが傷つく状況が長く続くと、写真のように潰瘍が生じてしまうことがあります。ストーマからの出血を放置し、装具とのこすれなど、同様の刺激が長期間続くことで潰瘍は悪化し、さら

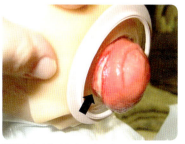

潰瘍ができてしまったストーマ

に出血しやすくなってしまいます。面板の孔をストーマよりも2～3mm程度大きく（☞107ページ）開け、ストーマ装具とのこすれを防ぎつつ、練状皮膚保護剤でカバーします。

◆ ポリープができたら

　日常生活のなかで、ストーマが衣類やベルト、ストーマ袋とこすれることによって、ストーマから持続的に出血してしまうことがあります。これらがストーマと強くこすれ合わないように工夫する必要があります。ストーマの粘膜がベルトや衣類などと長期間、物理的にこすれる状況が続くと、ストーマ粘膜にいぼのようなもの（ポリープ）ができてしまうことがあります。

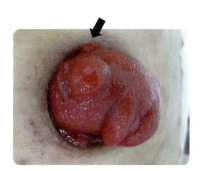

ストーマのポリープの一種
良性のポリープで、比較的心配のないものです。

　ポリープができた場合、ストーマからの出血や潰瘍の予防ケアと同じように、面板でストーマ粘膜を傷つけないように、面板の孔の大きさを調整したり、カバーを工夫します（☞112ページ）。

物理的なこすれがなくてもストーマにポリープが発生することがあり、そのなかには、がん化するものもありますので、ポリープを発見したら、医師に相談しましょう。

ポイント！

ストーマを強くぶつけるなど、アクシデントによって一時的に出血してしまったときは、血が出ている部分の粘膜をガーゼで数分押さえて止血しましょう。それでも血が止まらない場合は、病院を受診してください。

傍ストーマヘルニア

ストーマ周囲が膨らんできた

ストーマ周囲の皮膚がおわんのように膨らんできた場合、傍ストーマヘルニアといわれる合併症の可能性があります。

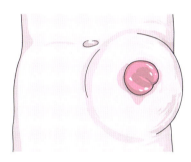

傍ストーマヘルニア
ストーマがある側のお腹が、反対側に比べて大きく膨らみます。

ストーマは、腹直筋の筋膜に開けた孔から、腸の一部を引っ張り出すことでつくられます。この筋膜に開けた孔から腸が余分に押し出され、筋膜と皮膚の間に入り込むことによって、ストーマ周囲の皮膚が膨らんでしまった状態を「傍ストーマヘルニア」と呼びます。

傍ストーマヘルニアは、以下のような原因で発生するといわれています。

- 手術後に体重が増えた
- 腹水がたまった
- 腸閉塞などによってお腹の圧力が高まった
- 高齢になり腹直筋が弱くなった

あまりにも症状がひどい場合には手術によって修復する「ヘルニア修復術」を行いますが、通常は、装具による保存的な対処で様子をみます。これは、手術をしても再発する可能性が高いためです。ただし、保存的療法の結果、傍ストーマヘルニアが悪化したり、ヘルニアがストーマを圧迫することで排泄物（便や尿）が出にくくなったり、腸の血のめぐりがわるくなったり、腸捻転を起こすといった場合には、手術を検討します。疑わしい場合は、早めに医師に相談しましょう。

軽い傍ストーマヘルニアへの対処

重篤な傍ストーマヘルニアは手術等が必要ですが、軽い傍ストーマヘルニアであれば、以下のような対処が可能です。

◆ なるべく腹圧のかからない生活をする

傍ストーマヘルニアは、習慣的に強い腹圧がかかることによって発生すると考えられるため、腹圧がかかりにくい生活習慣を身につけることが、基本的な対処法となります。具体的に

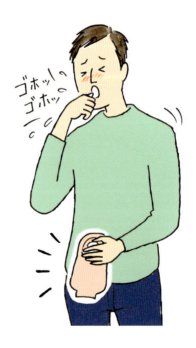

は、お腹に強い圧力が加わる日常生活動作やスポーツを控えるようにします。スーパーの買い物袋をもったり、荷物をもって移動する程度であれば問題ありませんが、長時間にわたる重い荷物の上げ下ろし作業や腹筋運動などは症状を悪化させます。

　仰向けのときはお腹の圧力が弱くなるので、腹腔内に腸が収まり、平らになります。一方、座ったり、立ったりするとお腹の圧力が高まります。また、体重が急激に増えると腹圧が高まりやすいため、体重の管理も必要です。

　風邪などで咳をしたり、便秘傾向の方がいきむと、腹圧が強くかかります。**咳やいきむ際には、ストーマの周囲をしっかりと手の平で押さえておきましょう。**できるだけ便秘を防ぐ食生活や軽い運動を心がけることも大切です。食生活や運動でも便秘が改善しない場合には医師と相談して薬で調整することも必要です。

◆ 装具の変更や、ストーマ保護ベルトを検討する

　ヘルニアが生じると、ストーマ周囲の皮膚が膨らみ、お腹の形が変化しますので、今まで使っていた装具が合わなくなって、排泄物の漏れや皮膚障害が発生しやすくなります。このような場合は、ストーマ保護ベルトで押さえるか、装具の種類を替える必要があります。固定型と比較し、浮動型や粘着式装具は面板全体がやわらかく曲がるので、丸く膨らんだ傍ストーマヘルニアのあるお腹にも密着しやすい特徴があります。

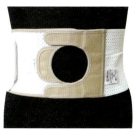
ストーマ保護ベルト（ミムロ）
開孔部の大きさを微調整できる「開孔部オープンタイプ」などあり
http://www.stoma-belt.jp/

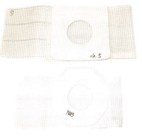
MPIベルト（MPI）
ベルトの幅が幅広と幅狭のタイプ、開孔部のプレートサイズも6種類あり
http://www.mpi-inc.co.jp/

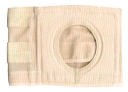
アクティブベルト（コロプラスト）
ベルトの幅は2種類、開孔部のサイズも2種類あり

ストーマ脱出

ストーマが飛び出してきた

ストーマが異常に飛び出し、お腹から垂れて伸びている状態を「ストーマ脱出」といいます。ストーマ脱出が発生する原因はさまざまですが、日常の生活のなかでは強くお腹に圧力がかかったり、体重が急激に増え肥満傾向になることで飛び出しやすくなります。

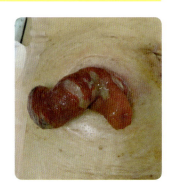

尿路ストーマではほとんど起きない合併症で、消化器ストーマでは単孔式ストーマよりも双孔式ストーマのほうが起きやすい合併症です。

「ストーマ脱出」は、通常の状態から2〜3cm程度飛び出るものから、10cm以上長く飛び出るものまであります。少し飛び出てもすぐに戻るようであれば、心配はいりません。長く飛び出た腸が元に戻りにくいようであれば、早めに医師の診察を受ける必要があります。

ストーマ脱出に次の症状が伴っている場合は、ストーマに十分な血液が回っておらず、腸管が壊死してしまう危険性があるため、手術が必要となるケースもあります。注意が必要です。

注意
- ストーマにむくみ（浮腫）がある。
- ストーマに潰瘍がある。
- ストーマの色がわるい（血のめぐりがわるく、黒っぽくみえる）。

ストーマ脱出への対応

　ストーマ脱出が起きてしまった場合は、以下のような方法で、脱出したストーマの粘膜を傷つけないように対応します。

◆ **飛び出したストーマの粘膜を保護する**

　ストーマが少し飛び出た程度であれば、腹圧を緩めて、ストーマが元に戻るかどうか確認します。仰向けになってお腹の力を抜くと、飛び出たストーマもお腹に戻ることがあります。逆に、「座る」「立つ」といった動作はお腹に力がかかるため、ストーマが飛び出やすくなります。

　ストーマのむくみ（浮腫）が強いときやストーマの潰瘍ができやすいときは、面板の孔を大きめに開けます。腹圧がかかって、ストーマが飛び出ると、元よりも大きなサイズになっていますので、面板の孔はそれに合わせます。

　一方で、腹圧がかからない状態ではストーマはお腹の中に戻るため、ストーマのサイズも小さくなって、面板の孔とストーマとの間に隙間ができやすくなります（下の図）。こういうときは、練状皮膚保護剤を多めに使い、ストーマの根元を保護します。

　ストーマ脱出があると、動作によってストーマの大きさが大きく変化します。その変化に対応できるよう、練状皮膚保護剤を多めにつけておくことで、ストーマ粘膜を保護することができます。

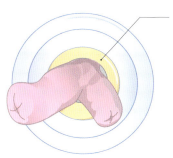

孔は大きめに開け、練状皮膚保護剤でカバーします。

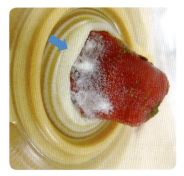

◆ 潰瘍ができたら、粉状皮膚保護剤を使用する

　ストーマのむくみ（浮腫）が強いときや、潰瘍ができやすいときは、粉状皮膚保護剤をつけてストーマの粘膜を保護します。

　粉状皮膚保護剤の保護作用は1日程度ですので、1日1回、粉状皮膚保護剤をつける必要があります。

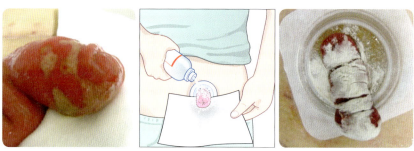

むくみ（浮腫）と潰瘍を伴うストーマ脱出（左写真）が生じたときには、粉状皮膚保護剤を使用します（中央イラスト、右写真）。

◆ ストーマ袋に少し空気を入れておく

　ストーマが脱出すると、ストーマ袋とストーマ粘膜がこすれやすくなります。ストーマ袋内に少し空気を入れておくと、袋が密着してストーマ粘膜とこすれ合うのを防ぎます。

狭窄

ストーマがお腹に引っ込んで、見えなくなった

「狭窄(きょうさく)」とは、ストーマが小さくなり見えなくなる状態のことです。**消化器ストーマでは全般的に見られる合併症**です。便が出にくいことでお腹がはったり、便秘や腸閉塞の原因になります。

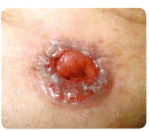
消化器ストーマの狭窄

尿路ストーマの回腸導管の場合は入院中の早い時期に、尿管皮膚ろうの場合は長い年月の間に起こります。ひどい場合は、ストーマの粘膜がほとんど見えなくなり、どこに孔があるのかがわからなくなってしまうこともあります。尿が出にくいことで腎機能が低下し、ひどくなると完全に閉塞して、腎ろう造設(腎臓から直接排泄する)が必要となります。「おかしいな」と思ったらすぐに病院を受診しましょう。

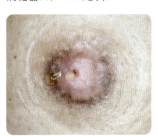
尿路ストーマの狭窄

ストーマ狭窄が起こったら

◆ 尿の出方を確認する

尿管皮膚ろうの場合、ストーマが狭窄すると、狭窄した小さ

い孔に圧がかかりますので、噴水状に勢いよく尿が出ます。「勢いよく出ているから大丈夫」と勘違いしやすいので、注意が必要です

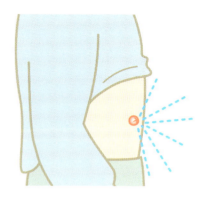

◆ ストーマの孔を広げる（フィンガーブジー）

　消化器ストーマが狭窄した場合は、便が出なくならないように、「フィンガーブジー」といわれる方法で、ストーマの孔を広げます。

　お腹に力が入らないようにリラックスして椅子に座ります。ビニール手袋に食用油を少しつけ、ゆっくりと深呼吸しながら指をストーマに入れます。指の根元まで（5〜6cm）入れても大丈夫です。入りづらい場合は、細い小指から始めるとよいでしょう。繰り返しているうちに、少しずつ入り口がやわらかく広がります。詳しい方法は、ストーマ外来で指導を受けましょう。

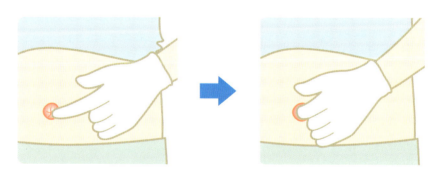

ストーマ静脈瘤

ストーマの周囲の皮膚が青紫や赤紫色になり、皮膚がぼこぼこしてきた

重い肝臓の病気をもっている方の場合、消化管から肝臓に血液が十分に流れないために、腹部の血管内の圧が上がってしまうことがあります。これを、ストーマ静脈瘤といいます。ストーマと皮膚の境目の血管が破れて出血しやすくなり、肝機能の低下から出血が止まりにくくなります。

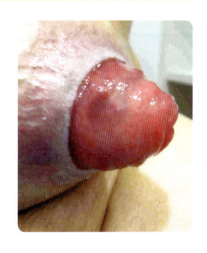

正常の場合、ストーマ（腸）の静脈血は門脈に流れていますが、肝硬変になると門脈に血液が流れにくくなり、逆流してき

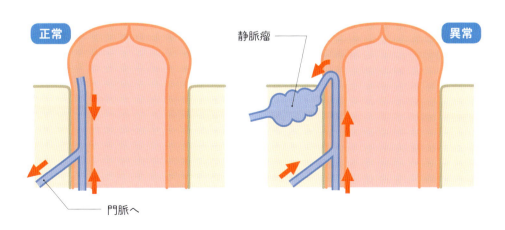

パート4 ● それは合併症かも？

ます。その結果、行き場のなくなったストーマ（腸）の静脈血が皮膚の静脈に流れ込み、静脈瘤を起こします。

ときには１日にストーマ袋一杯ほどの大量の出血となる場合もあります。ストーマ静脈瘤の疑いが強い場合、早めに医師の診察を受けましょう。尿路ストーマでは起こらない合併症です。

ストーマ静脈瘤の予防

ストーマ静脈瘤の状態によって治療やケアの方法はいろいろです。医師からストーマ静脈瘤と診断されたら、ストーマ外来でケアのこと、大量の出血が生じた場合の病院の受診方法や対処方法について相談しましょう。

◆ 出血を防ぐ

ストーマと皮膚の境目を、練状皮膚保護剤を使って保護をします。ストーマから出血しやすく、血が止まりにくい場合は、粉状皮膚保護剤をつけてストーマの粘膜を保護しましょう（☞124 ページ「ストーマ脱出」と同じです）。

ストーマの袋内に少し空気を入れて、袋の密着を防ぎます。装具をはがすときは、ストーマと皮膚の境目をこすらないよう、はくり剤を使って優しくはがします。ストーマの周囲の皮膚もこすらず優しく洗い、シャワーの圧力は弱めにします。ストーマと皮膚の境目からの出血は、ガーゼで数分押さえて止めます。

付録① 災害時用携帯カード

必要事項を記入し、切り取って2つ折りにして財布、カードケースなどに入れて携帯しましょう。

非常用携帯カード

私はストーマ（人工肛門、人工膀胱）を保有しています。

緊急連絡先

居住地の自治体　　　　　　　　　📞

装具を購入した代理店　　　　　　📞

かかりつけの病院　　　　　　　　📞

最寄の日本オストミー協会支部　　📞

氏名

非常用携帯カード

私はストーマ（人工肛門、人工膀胱）を保有しています。

緊急連絡先

居住地の自治体　　　　　　　　　📞

装具を購入した代理店　　　　　　📞

かかりつけの病院　　　　　　　　📞

最寄の日本オストミー協会支部　　📞

氏名

使用している装具は

メーカー名　　　　　製品番号

製品名

メーカー名　　　　　製品番号

製品名

メーカー名　　　　　製品番号

製品名

ストーマのサイズは　たて ◯◯ mm　よこ ◯◯ mm です。

私のストーマは、
- □ 大腸のストーマ（S状結腸／下行結腸／横行結腸／上行結腸）
- □ 小腸のストーマ
- □ 尿路ストーマ（回腸導管／尿管皮膚ろう）　です。

きりとり

使用している装具は

メーカー名　　　　　製品番号

製品名

メーカー名　　　　　製品番号

製品名

メーカー名　　　　　製品番号

製品名

ストーマのサイズは　たて ◯◯ mm　よこ ◯◯ mm です。

私のストーマは、
- □ 大腸のストーマ（S状結腸／下行結腸／横行結腸／上行結腸）
- □ 小腸のストーマ
- □ 尿路ストーマ（回腸導管／尿管皮膚ろう）　です。

きりとり

付録② 海外旅行時用携帯カード

必要事項を記入し、切り取って2つ折にして財布、カードケースなどに入れて携帯しましょう。

私は「オストメイト」です

「オストメイト」とは：
人工肛門、人工膀胱（これらをストーマと呼ぶ）を保有する人のことです。

「ストーマ」とは：
消化管や尿路を人為的に体外に誘導して造設した開放孔です。

私のストーマの種類：
□大腸ストーマ（コロストミー）
□小腸ストーマ（イレオストミー）
□尿路ストーマ（ウロストミー）

私はストーマ装具を携帯していますが、これは私のストーマのケアのために使用するものです。

I am an Ostomate

What is an Ostomate?
A person who has a stoma created by a colostomy,ileostomy or urostomy surgery.

What is a Stoma?
A stoma is a surgically created opening from the bowel to the skin as the result of an ostomy, ileostomy or urostomy.

Type of my stomas:
□Colostomy
□Ileostomy
□Urostomy

I have ostomy appliances with me to take care of my stoma.

索 引

欧文

S状結腸……2

あ行

板状皮膚保護剤……38
一時的ストーマ……8,12
一側合流尿管皮膚ろう……15
衣服……74
イレオストミー……8
ウロストミー……15
運動……86
永久的ストーマ……8
炎症性肉芽……114
横行結腸……2
オストメイト……4
　　── のためのお手軽体操……86
オストメイト対応トイレ……83
　　── の設置場所……100
オストメイトマーク……83

か行

海外旅行時の注意……81
海外旅行時用携帯カード……131
海外旅行で役立つ英会話……80
介護者が部屋で交換する場合……46
介護保険制度……96
外周テープ付皮膚保護剤型……33,34
外出……82
外出先で不意に漏れたときの対応……82
外食での注意点……71
回腸……2
回腸導管……14
潰瘍……116,124
下行結腸……2
合併症……102
紙ゲージ……61
患者会……97
灌注排便法……62　→　洗腸も見よ
偽上皮腫性肥厚……115
既成孔（プレカット）……32
逆流防止弁……37
急性の皮膚障害……104,105

狭窄……125
強制排便法……62　→　洗腸も見よ
緊急避難用のセット……90
空腸……2
結腸・小腸ストーマ用のストーマ袋（ドレーナブルタイプ）……36
結腸（大腸）ストーマ……8
　　── の方の食事……68
公衆浴場に入るときのポイント……73
粉状皮膚保護剤……124
コロストミー……8

さ行

災害時の備え……89
災害時用携帯カード……130
色素脱出……105
色素沈着……105
自在孔（モルダブル）……32
自動車に乗るときのポイント……84
社会復帰……78
自由開孔（フリーカット）……31
十二指腸……2
出血……116
潤滑・消臭剤……51
障害者差別解消法（障害を理由とする差別の解消の促進に関する法律）……73,87
障害年金……96
消化管のしくみ……2
消化器ストーマ……4
　　── の狭窄……125
　　── の種類……8
　　── の排泄物処理……17
　　── のストーマ袋……36
上行結腸……2
症状緩和のためのストーマ……12
小腸……2
小腸ストーマ……8
　　── の方の食事……68
小腸ストーマ用のストーマ袋……36
食事……68
　　── とにおい……70
　　──、結腸ストーマの方の……68
　　──、小腸ストーマの方の……68

──、尿路ストーマの方の……69
食品、排泄物やガス（おなら）に影響を及ぼす
……70

人工肛門……4　→　消化器ストーマも見よ
人工膀胱……4　→　尿路ストーマも見よ
腎臓……3
身体障害者手帳
　　── によって受けられる福祉サービス
……94,95
　　── の活用……92
浸軟……103,105
腎ろう造設……125
水泳の際の注意点……86
睡眠……75
　　── のための工夫……76
　　──、小腸ストーマの方の……75
　　──、大腸ストーマの方の……75
　　──、尿路ストーマの方の……75
ストーマ……4
　　── の位置……7
　　── のお手入れ……23
　　── の種類……8
　　── をもつ人の身体障害の等級……92,93
ストーマ外来……98
ストーマからの出血……116
　　── を防ぐポイント……116
ストーマ周囲のトラブル……103
ストーマ静脈瘤……127
　　── の予防……128
ストーマ装具……17
　　── の選び方……24
　　── の捨て方……61
ストーマ装具メーカー……98
ストーマ脱出……122
　　── への対応……123
ストーマ袋……17,24
　　── の色……35
　　── の役割……25
　　──、結腸・小腸ストーマ用の……36
　　──、消化器ストーマの……36
　　──、小腸ストーマ用の……36
　　──、尿路ストーマ用の……37
ストーマ袋選択のポイント……35
ストーマ袋用の綿カバー……113
ストーマベルト……38
ストーマ保護ベルト……121

ストーマ用カーブはさみ……32
性生活……88
洗腸……62,91
　　── をやめるとき……66
洗腸中のトラブル……66
洗腸排便法……62　→　洗腸も見よ
全面皮膚保護剤型……33,34
装具交換
　　── の間隔……30
　　── の基本手順……40
　　── の際のスキンケア……55
　　── のポイント……51
　　── をしない日の入浴……73
　　── をする日の入浴……72
装具の購入・保管……85
双孔式ストーマ……8,9,12
相談窓口……97

た行

大腸……2
大腸全摘術・小腸ストーマ造設……10
脱臭フィルター……52
短期交換型……31
単孔式ストーマ……8-10
単品系装具……26
蓄尿袋……76
中期交換型……31
長期交換型……31
直腸切断術……10
通学……78
通勤……78
ツーピース……27

な行

二品系装具……27
日本オストミー協会……89
入浴……72
　　── のタイミング……73
　　──、装具交換をしない日の……73
　　──、装具交換をする日の……72
尿管……3
尿管皮膚ろう……15
尿結石……115
尿道……3
尿路ストーマ……4
　　── の方の食事……69

―― の狭窄……125
―― の種類……14
―― の排泄処理……20
―― を交換する場合……50
尿路ストーマ用のストーマ袋……37
ねじれない工夫、睡眠時の……77
ねじれナイト……77
粘膜皮膚移植……114

は行

排泄
　　―― 、消化器ストーマの……6
　　―― 、尿路ストーマの……6
排泄物……17
　　―― によるかぶれ……104
　　―― によるかぶれを防ぐポイント……105
　　―― やガス（おなら）に影響を及ぼす食品
　　　　　　　　　　　　　　　　　　……70
排泄物処理
　　―― の姿勢……20
　　―― 、消化器ストーマの……17
　　―― 、尿路ストーマの……20
パウチ……17
はくり剤（リムーバー）……53
　　―― 、液体タイプの……54
　　―― 、コットンタイプの……53
　　―― 、スプレータイプの……54
ハルトマン術……11
ひっぱられない工夫、睡眠時の……76,77
泌尿器のしくみ……3
皮膚障害
　　―― 、急性の……104,105
　　―― 、慢性の……105
皮膚のかぶれ（びらん）……103
皮膚のトラブル
　　―― 、ストーマ周囲……103
　　―― 、面板のふち……112
　　―― 、面板を貼った部分……109
皮膚保護剤による補強……37
びらん……103,105
フィンガーブジー……126
福祉制度……92
浮腫……124
ふやけ（浸軟）……103
フランジ……24,28
　　―― 、固定型……28

―― 、粘着型……28
―― 、浮動型……29
不良肉芽……114
風呂場で交換する場合……40
ヘルニア修復術……120
ヘルプマーク……100
便の形状、ストーマの種類ごとの……13
便秘への対応……71
膀胱……3
傍ストーマヘルニア……119
訪問看護……97
ポリープ……115,117

ま行

マイルス手術……10
慢性の皮膚障害……105
むくみ……124
面板……24
　　―― の役割……24
　　―― のやわらかさ……34
　　―― 、凹面型……33
　　―― 、凸面型……33
　　―― 、平面型……33
面板選択のポイント……30
面板の孔
　　―― の開け方……31
　　―― の大きさ……107
面板のふち
　　―― のかぶれを防ぐポイント……112
　　―― のトラブル……112
面板を貼った部分
　　―― のかぶれ……109
　　―― のトラブル……109
　　―― のトラブルを防ぐポイント……110
盲腸……2

ら行・わ行

両側尿管皮膚ろう……15
旅行……79
リング状皮膚保護剤……38
レッグバッグ……84
練状皮膚保護剤……38
ワンピース……26